我是医生

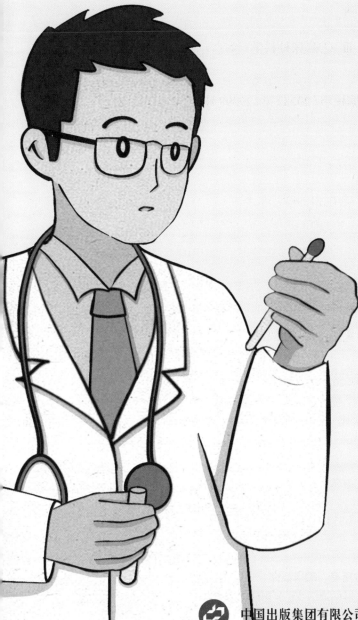

张威 著

王林辉 审

小威说『泌事』

——我在泌尿外科当医生

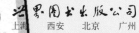

中国出版集团有限公司

世界图书出版公司

上海　西安　北京　广州

**图书在版编目(CIP)数据**

小威说"泌事":我在泌尿外科当医生/张威著
.—上海:上海世界图书出版公司,2023.8
（我是医生）
ISBN 978-7-5232-0551-8

Ⅰ.①小… Ⅱ.①张… Ⅲ.①泌尿外科学-诊疗
Ⅳ.①R69

中国国家版本馆 CIP 数据核字（2023）第 129098 号

| | | |
|---|---|---|
| 书　　名 | 小威说"泌事"——我在泌尿外科当医生 | |
| | Xiaowei shuo "Mishi" —— Wo zai Miniaowaike dang Yisheng | |
| 著　　者 | 张　威 | |
| 责任编辑 | 沈蔚颖 | |
| 绘　　图 | 倪云枫 | |
| 装帧设计 | 袁　力 | |
| 出版发行 | 上海世界图书出版公司 | |
| 地　　址 | 上海市广中路 88 号 9–10 楼 | |
| 邮　　编 | 200083 | |
| 网　　址 | http://www.wpcsh.com | |
| 经　　销 | 新华书店 | |
| 印　　刷 | 江阴金马印刷有限公司 | |
| 开　　本 | 787 mm × 1092 mm　1/16 | |
| 印　　张 | 10.25 | |
| 字　　数 | 100 千字 | |
| 版　　次 | 2023 年 8 月第 1 版　　2023 年 8 月第 1 次印刷 | |
| 书　　号 | ISBN 978-7-5232-0551-8/R · 678 | |
| 定　　价 | 98.00 元 | |

# 序 言

泌尿外科是一个具有悠久历史的学科，早在两千年前的中国医药文献中就有很多相关病症诊治的详细记载。同时，泌尿外科又是一个飞速发展的前沿学科，各类先进的微创治疗技术都在泌尿外科广泛开展。肾脏、输尿管、膀胱、前列腺、睾丸等泌尿及男性生殖系统各器官都有可能发生病变，造成不适症状或功能损害，严重时可影响其他器官系统甚至人体全身。其中前列腺炎、泌尿系统感染等疾病，均与不良生活习惯和周围环境异常变化密切相关，只要在初期察觉并进行有效预防，许多人就不需要再到医院就诊。而肾癌、膀胱癌、前列腺癌等泌尿系统肿瘤，若是能早期诊断，一方面可以大大提高治愈率；另一方面可以通过保器官微创手术，在疾病治愈的同时患者的重要脏器及其功能也能得以保留。此外，性功能障碍、弱精症、隐睾等男性生殖系统疾病往往关系到家庭幸福和下一代健康，然而很多患者由于传统观念作怪而讳疾忌医，或是因为各种原因没有去正规医院治疗，以至耽误了病情而造成严重后果。

一方面是包括泌尿外科在内的医学科学的迅猛发展；另一方面却是普通百姓对泌尿生殖健康知识的一知半解，甚至是不了解。想要化解这一矛盾，就需要医务工作者们为患者提供科学、权威的防病治病知识，教会他们健康的生活方式，以及如何正确就医诊治，这是一项艰巨的任务，更是义不容辞的责任。

非常赞赏张威医生一直以来在科普工作上所做出的尝试和努力。作为一名青年医师，他很早就开设了自己的科普公众号，日常工作中注重收集、总结经治的病例，再以此为基础进行科普创作，将大家最关切的泌尿生殖健康知识普及给大众。本书更是进一步聚焦常见的泌尿与男性生殖系统疾病，以通俗的语言和生动的图画，把科学、专业和前沿的知识集中宣传给读者。

  全书内容按照不同的疾病类型共分为5章，每章的内容既独立成篇又相互关联。创作上采用"小威说泌事"的故事形式，每篇起于真实案例，徐徐展开、娓娓道来，让读者对每个疾病的起因、表现、诊疗和预防都能有比较全面的了解。从青少年到年轻父母，再到中老年人，都是本书的阅读对象。相信本书能够帮助读者更好地了解常见泌尿生殖系统疾病防治知识，这对于医患间的顺畅交流和患者的疾病自我管理都大有裨益！衷心希望大家从阅读中获取知识，从阅读中得到健康。

（王林辉）

海军军医大学第一附属医院（上海长海医院）泌尿外科主任

全军优生优育技术研究所所长

上海市医师协会泌尿外科医师分会会长

上海市医学会男科专科分会主任委员

上海市医学会泌尿外科专科分会候任主任委员

2023年3月

# 前　言

　　泌尿与男性生殖系统疾病，是一类关乎大众健康和人口发展的重要疾病，我们可以把它们归为以下3类健康问题：第一类为发病率高、波及面广的"逃不掉"的疾病，如泌尿系统感染和结石、前列腺炎、前列腺增生等，虽不直接危及生命，但会造成各类并发症，从而影响患者生活质量和身心健康；第二类为泌尿系统肿瘤，包括前列腺癌、膀胱癌、肾癌和肾上腺肿瘤等，严重威胁人们的生命健康；第三类为"关乎人类繁衍之根本"的生殖健康及优生优育问题，如男孩成长过程中可能会遇到的隐睾、睾丸扭转、包皮过长和包茎、精索静脉曲张等，以及早泄、勃起功能障碍、弱精症等男性健康的诸多难言之隐，关乎着每个家庭的和谐幸福。

　　近年来，随着检查手段的更新、外科技术的发展、新型药物的涌现，泌尿与男性生殖系统疾病的诊疗方法正在不断优化。与此同时，现代的医疗模式相较于以前也发生了巨大变化，以患者为中心的理念深入人心，医疗决策主要是在医患双方充分沟通之下制定的。如果患者对自己所患的疾病一无所知，那么这些先进的诊疗方法都变成了"纸上谈兵"，而患者也只好对医生"言听计从"了。此外，泌尿与男性生殖系统疾病有其特殊性，较多地涉及患者的个人隐私，尤其是男科和生殖相关疾病。笔者就遇到过许多患者因为缺乏相关疾病的常识，背上了沉重的心理包袱，甚至接受了非正规医疗机构不规范的治疗，浪费了钱财，延误了病情，给自己和家庭带来了莫大的苦恼。有鉴于此，笔者意识到普及泌尿与男性生殖系统疾病相关知识的必要性和紧迫性。

全书共分5章，笔者先带大家揭开"嘘嘘"背后的真实故事，再一起探秘男性独有的前列腺；接下来教年轻父母如何观察男孩成长中可能出现的"私密"烦恼，帮助男性告别难言之隐；当然还有大家都很关心的如何做好泌尿肿瘤的防与治。本书囊括的大部分疾病都是泌尿与男性生殖系统的常见病、多发病，也是笔者在泌尿外科门急诊经常处理的，所涉及的问题也是患者和家属最为关心的。一篇文章就是一种疾病，内容相对独立，方便读者阅读。笔者用自己接诊的真实案例作为引子，以通俗易懂的语言介绍当前最新的诊疗方法和技术，同时也对如何预防和筛查提出了相关建议。笔者对本书内容反复多次修订，力求完美，但限于经验尚不够丰富和全面，书中难免存在不足之处，恳请广大读者和专家批评指正，笔者将及时勘正。

（张威）

海军军医大学第一附属医院（上海长海医院）

泌尿外科主治医师、讲师

2023年3月

# 目 录
Contents

# 目　录
Contents

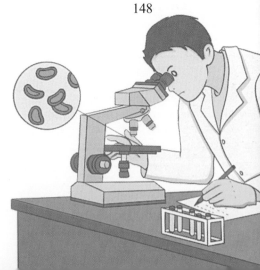

# 第 1 章

## "嘘嘘"背后的健康秘密

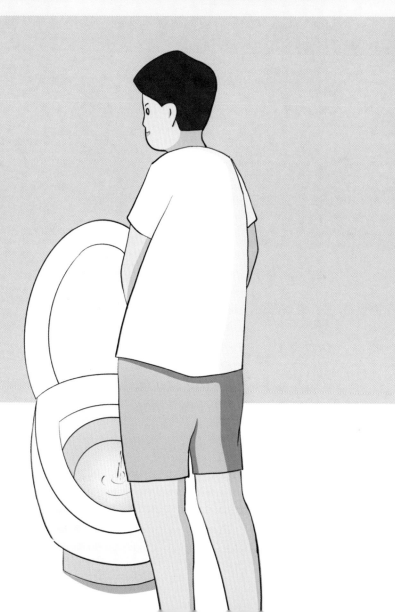

# 1. 人体的尿液是怎么形成的

"医生，我发现小便经常分叉，泡沫也多，有时尿完还会'抖一抖'，我是不是得什么病啦？"

这是我在门诊遇到的一位20岁左右的年轻小伙，一进诊室就连珠炮似的讲完了他的症状。安抚完他的焦虑情绪之后，我也一连串地追问了他3个问题："每次小便都分叉吗？泡沫久了会消失吗？什么时候尿完会哆嗦？"

小伙回答道："一般早起小便会分叉，泡沫过会好像会消散，有时候憋久了小便尿完会'抖一抖'。"

我相信，你可能也亲身经历过，曾经好奇过，或许至今还困惑着同样的问题。想要知道答案？那我们就得从人体的尿液是怎么形成说起了。

## "嘘嘘" 时身体的经历

我们都知道，肾脏作为泌尿系统的"排头兵"，最主要的生理功能就是产生尿液以排出人体内的诸多代谢产物。可想要尿液最终排出人体外，肾脏还只是"万里长征"的第一步。

出了肾脏以后，尿液会通过两根输尿管往下走，进入一个有弹性的"大水囊"，那就是膀胱。随着尿液在膀胱内不断蓄积，膀胱内压逐渐升高，此时膀胱壁上的感受器会因为接收到信号而兴奋不已。

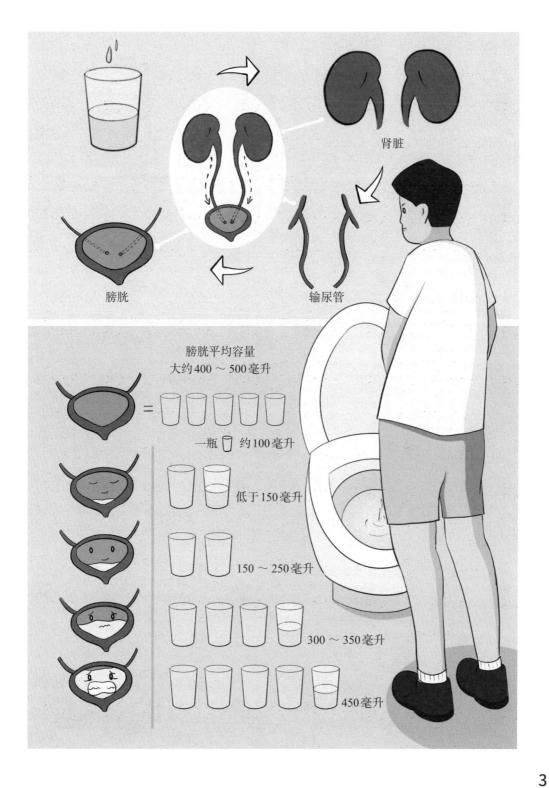

肾脏

膀胱

输尿管

膀胱平均容量
大约 400 ～ 500 毫升

一瓶 约 100 毫升

低于 150 毫升

150 ～ 250 毫升

300 ～ 350 毫升

450 毫升

当膀胱内尿液量达到 150 ～ 250 毫升（也就一盒牛奶的量）时，人就会产生"尿意"，这股兴奋随着神经冲入大脑，不停地暗示你快去找厕所。

待万事俱备之后，随着大脑一声令下 :"开闸，走你!"膀胱逼尿肌收缩的同时尿道括约肌放开，膀胱收缩，压力增大，尿液经由最后的尿道排出体外，一气呵成!

### 每天排尿正常频次

由于每个人的体重、饮水、食物差异及气候因素，所以排尿次数和排尿量也不尽相同。

总体而言，人一天排尿量在 1 000 ～ 2 000 毫升，一般每天排

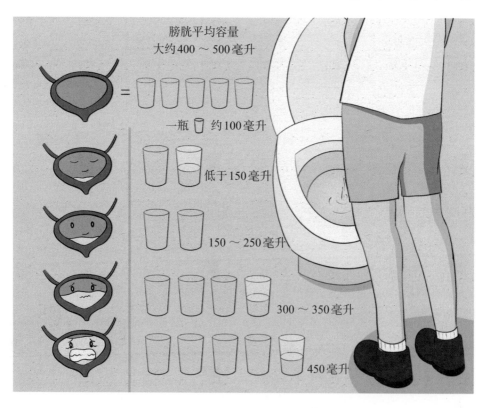

膀胱平均容量
大约 400 ～ 500 毫升

一瓶 约100毫升

低于 150 毫升

150 ～ 250 毫升

300 ～ 350 毫升

450 毫升

尿4～6次，一次尿量在200～500毫升。但如果你白天或晚上没喝多少水，却频繁如厕，每次尿量又不多时，就要留心是否患有泌尿系统疾病了。

随着男性年龄增大，出现夜间排尿次数增多，达4～5次或更多，影响睡眠质量，这可能是前列腺出现问题了，需要到医院泌尿外科尽早就诊。切莫认为这是"年纪大了都会有的正常现象"，而耽误了治疗。

## 尿液泡沫多怎么办

正常情况下，尿液泡沫可能是排尿过急引起的，也有可能是尿液浓缩导致的，不需要特殊处理。如果尿液出现许多泡沫，且较长时间不消散，往往需要警惕肾脏疾病，建议到医院肾内科就诊。

肾脏作为人体重要的代谢器官，每天要滤过160升左右的血液，大部分物质会被肾脏重吸收。如果肾脏功能出现了问题，部分蛋白质没有被吸收利用，而随着尿液排出体外，就会使尿液上方漂浮着大量长时间不易散去的小泡沫。

泌尿系统感染也会出现泡沫尿，这类泡沫尿往往还会伴有尿频、尿急、尿痛、腰痛、发热等症状。如果出现以上不适建议泌尿外科就诊。

## 尿液分叉要不要紧

尿液分叉同样分为生理性和病理性两种情况。

生理性的尿液分叉通常发生在晨起第一次小便或是在间隔较

长时间后排尿，这是因为经过较长时间的积攒，膀胱内尿液较多，排尿时压力较大，撞击尿道口，造成尿线分叉。有时前尿道或尿道口因分泌物粘连而导致临时性阻塞也可造成偶尔的尿线分叉，这些情况都无须担忧。

但是如果长期存在尿液分叉的情况，或是伴有尿频、尿急、尿痛的症状，则需要到医院做进一步检查才能知道具体原因，有可能是尿道或是前列腺发生炎症所致。

所以对于排尿分叉，如果排除了生理性分叉的可能，就一定要到正规医院进行泌尿系统的检查了。

## 为什么尿完会"抖一抖"

很多男性都会有这样的经历，就是在尿完后会不自主地忽然抖一下。你是否知道快尿完时抖一下的缘由呢？

对于这种在排尿接近尾声时身体发生的短暂不自主颤抖，医学上称为"排尿后抽搐综合征"，通俗说法是"尿颤"。大家大可以放心，这是一种正常的生理反应，在长时间憋尿后似乎更容易发生，而对于其发生原因目前尚无定论，被认为最有可能的是以下原因。

 尿颤的原因

原因1. 自主神经反射失调

排尿过程的顺利完成是由交感神经和副交感神经构成的

自主神经系统负责监督的。当我们憋尿时，交感神经兴奋而尿道括约肌紧张；与此同时，副交感神经控制的膀胱逼尿肌处于松弛状态，而在排尿时则刚好相反。在像长时间憋尿后排尿等某些情况下，交感神经和副交感神经都要抢占"C位"，我们就会随之颤抖！

原因2.丢失热量补偿机制

大家都知道大冬天身体容易"打冷颤"，当身体在寒冷环境下，我们的肌肉会通过不自主颤抖的方式来产生热量供给人体。而由于人体的尿液是有温度的，冬天我们可以看到刚尿出来的尿液是冒着热气的；因此，我们的身体需要通过排尿后的"抖一抖"来补偿随尿液带走的热量。

## 尿频也可能是尿急

当疾病来袭，正常的排尿过程被扰乱，就会有各种各样的排尿不适，最常见的莫过于尿频尿急了。当医生问诊时，你所说的尿频尿急可能并不是医学上所认为的尿频尿急。

准确无误地描述自己的症状有助于医生做出更加精准的病情判断，那么不妨来看下尿频和尿急是如何定义的吧！

**尿频和尿急，真的分得清吗**

尿急是一种突发、强烈且很难被主观抑制所延迟的排尿欲望，而急迫性尿失禁是指与尿急相伴随或尿急后立即出现、不能控制的排尿感，未到厕所就发生排尿。

尿频是指患者主观感觉排尿次数过于频繁，一般日间排尿在7次以上，每次尿量少于200毫升时考虑为尿频，常在膀胱排空后仍有排尿感。而夜尿是指患者夜间（睡后到起床）排尿次数在2次以上，因尿意而觉醒排尿。

想了解自己的泌尿系统是否健康，最简单的方式就是做一个尿常规检查，到底有没有得病，靠它就能大致知道。

# 2. 解读尿常规报告中的健康密码

一位年轻的妈妈拉着10岁儿子的手，急匆匆地跑进了泌尿外科的诊室，还没来得及坐下，就把手机递到了我眼前，急切地说道："医生，你快看看，这是我儿子小便的颜色，很严重的血尿。"

我仔细看了手机里照片，发现尿液确实呈粉红色。随后，我给患儿开了尿常规检查。半个小时后，检查报告被递到了我眼前，尿常规报告上没有看到任何异常的指标。

将报告递回给这位母亲，我又追问道："这两天有吃什么特别的食物或药物吗？"她思索了一番："昨晚上吃了一个红心火龙果，不会是这个原因吧？"

原来是虚惊一场，小男孩的"血尿"其实是红心火龙果富含的花青素随尿液排出而呈现红色而已。

## 容易改变尿液颜色的食物

有些食物和药物确实可以改变尿液的颜色，像甜菜、苋菜、黑莓、红心火龙果可使尿液变红，而胡萝卜、中药大黄可使尿液变黄。尿色发红，并不一定是血尿！只需通过尿常规这个简单的检查就可以加以鉴别。

尿常规是体检套餐界的三项重要检测之一（另外两个是血常规和粪常规）。就是这么一个不起眼的检查，它可是人体健康的

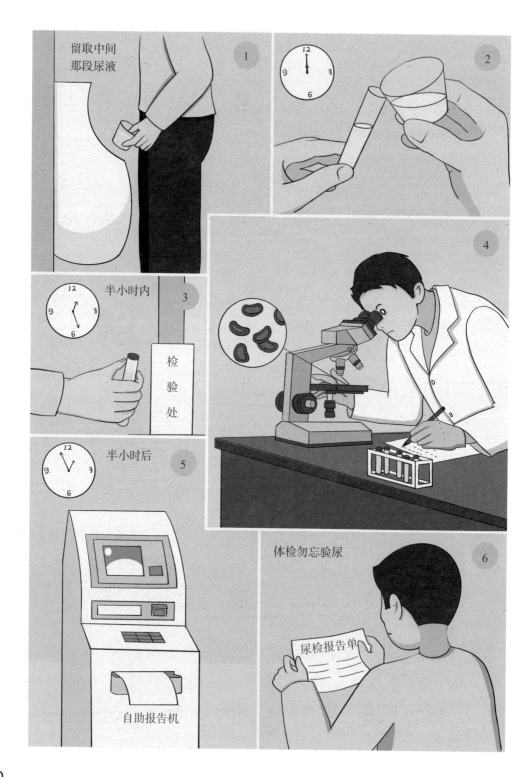

**XX医院**

尿常规报告单

姓名：张XX
性别：男
年龄：25岁
科室：泌尿外科门诊
标本：尿
注明：偏高↑
　　　偏低↓

| 项目 | 结果 | 项目 | 结果 |
|------|------|------|------|
| 颜色 | 黄色 | 酮体 | 阴性 |
| 比重 | 1.012 | 尿胆原 | 正常 |
| 酸碱度 | 6.0 | 胆红素 | 阴性 |
| 亚硝酸盐 | 阴性 | 尿隐血 | 阳性 ↑ |
| 蛋白质 | 阴性 | 尿沉渣红细胞 | 58.20 P/HPF ↑ |
| 葡萄糖 | 正常 | 尿沉渣白细胞 | 0.15 P/HPF |

"晴雨表"，不仅可以发现早期泌尿系统病变，而且还能协助对糖尿病、血液病、肝胆疾病等的筛查。

## 报告单上的那些符号

"↑"和"↓"代表该指标高于或低于正常范围。

"−"代表阴性；"+"代表阳性；"±"代表弱阳性。

"+"的数量越多，代表阳性的程度逐渐增强。

报告单上其他项目又有什么含义呢？一般来说，尿常规的检查项目包括3个部分（表1）。

表1　尿常规报告单的检查项目

| | |
|------|------|
| 物理检查 | 颜色、透明度、比重、酸碱度 |
| 化学检查 | 尿葡萄糖、尿胆红素、尿胆原、尿蛋白、酮体、亚硝酸盐 |
| 显微镜检查 | 红细胞、白细胞、上皮细胞、管型、结晶等 |

作为普通大众，只需掌握其中的几个核心指标，就可以了解自身健康的情况。

颜色（COL）

健康人的尿液多呈淡黄色，水喝多的时候更清亮，水喝少的时候颜色会深一些。最常见的尿液颜色变化就是红色，1 000毫升的尿液中融入1毫升血液即可出现西瓜水样的肉眼血尿。

尿红细胞（RBC）

有些人尿液虽然没有变红，但显微镜视野下却可以看到3个以上的红细胞，称为"镜下血尿"，有时也用尿潜血（BLD）"+"表示。引起血尿的常见原因包括尿路感染、结石、肿瘤、肾炎等。

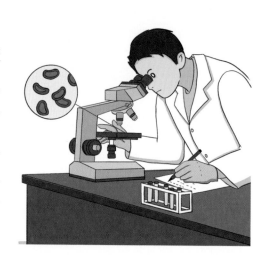

 **血尿是不是由尿路感染引起的，看这2项指标就知道**

1. 尿白细胞（WBC）

若显微镜视野下可以看到5个以上的白细胞则提示存在尿路感染，尤其是伴有尿频、尿急、尿痛等症状。

2. 亚硝酸盐（NIT）

尿路感染时某些革兰阴性杆菌会将尿中的硝酸盐还原

为亚硝酸盐，亚硝酸盐"+"能更有力地证实尿路感染的存在。

### 尿蛋白（PRO）

而当镜下血尿合并尿蛋白"+"时，可能提示肾炎的存在。不过，正常人剧烈运动后也可发生一过性的生理性蛋白尿，这就需要复查尿常规或进一步完善其他检查了。

尿常规不仅能反映泌尿系统的问题，更可以间接反映全身各系统的代谢情况。

### 尿葡萄糖（GLU）

健康人尿液中仅含有微量的葡萄糖且无法被检测出，当尿葡萄糖出现"+"时需要警惕是否可能患有糖尿病，尤其是伴有口干、多饮、多尿等表现。

### 尿酮体（KET）

当严重的糖尿病导致酮症酸中毒时，可出现尿酮体"+"。当然，若送检的标本不新鲜时会出现"+"，检查时肚子饿久了也会出现"+"。尿酮体异常，记得找内分泌科大夫就对了。

### 尿胆红素（BIL）

血液中的红细胞衰老后，会释放出血红蛋白，经肝脏这个

"人体化工厂"处理后最终形成结合胆红素。而当肝炎、肝硬化等引起肝细胞损伤，或是胆结石、胰腺癌等引起胆道梗阻，均会造成大量的胆红素入血而最终由尿中排出，尿胆红素因而呈"+"。

一张"不起眼"的尿常规报告单可以发现隐藏在我们身体里的大问题！

因此，体检一定要查尿常规，并且学会正确地留取标本，重视异常的检验结果，寻找合适的专科医生。

 **如何正确留取尿检标本**

- 避免大量饮水、喝咖啡和浓茶等。
- 女性应避开经期，留取标本前最好先清洁外阴，防止分泌物混入；男性留取标本前最好清洁尿道口，包皮过长者应翻起包皮。
- 采用医院提供的清洁干燥容器收集。
- 通常只收集中间那段尿液，特殊情况遵医嘱。
- 标本半小时内送检，最迟不超过1小时。

# 3. 憋尿还是排尿？体检别忘了泌尿系统超声

在门诊经常能遇到这样一群患者，他们多为六七十岁的男性，最大的抱怨就是晚上老要起夜，睡不好。我边开检查边解释道："这种情况多半是前列腺增生引起的，需要做一个双肾输尿管膀胱前列腺超声进一步明确。"

有患者会问："医生，我只做个前列腺超声行吗？"我的回答是："不行"。又有患者会问："医生，我要憋小便吗？"我的建议："先憋好小便再去超声室，解完小便后还需再回到超声室。"

看到这里，你是不是觉得奇怪，为什么泌尿外科医生最常开超声检查？做泌尿系统超声到底要不要憋小便？看完下面的内容，你的疑惑就能找到答案了。

## 泌尿系统的体检必选项

泌尿系统超声检查的内容包括肾上腺、肾脏、输尿管上段、膀胱及男性特有的前列腺和阴囊，这些几乎涵盖了泌尿系统所有器官，有时候还会加上膀胱残余尿等特殊项目。再加上超声检查操作简单，诊断迅速，费用不高，无任何辐射。因此，对于体检人群、首次就诊泌尿外科的患者，以及尿常规发现异常者，都建议进行泌尿系统超声检查。

通过泌尿系统超声检查，可以了解泌尿系统结构有无异常改变，有无新生物等，有助于下列疾病的初步诊断：

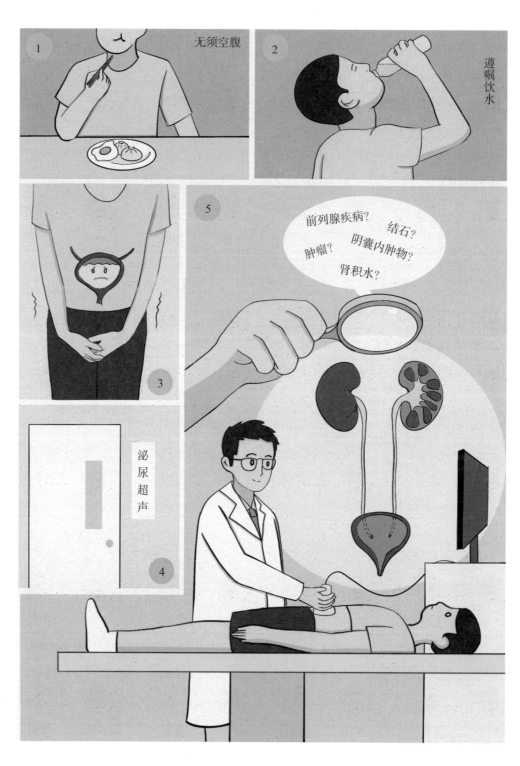

（1）泌尿系统结石，包括肾结石、输尿管结石和膀胱结石，并可测量结石的大小和数量。

（2）泌尿系统肿瘤，可以发现直径大于1厘米的肾脏肿瘤，若是具有特征性强回声的错构瘤，小至0.5～0.6厘米即可被发现；此外，还可发

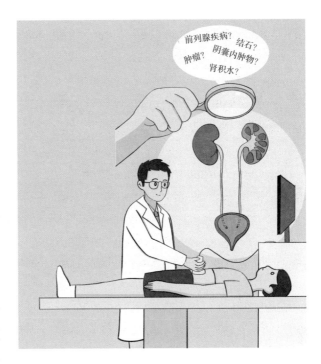

现直径大于0.5厘米的膀胱肿瘤，并可明确其所在位置及内部结构。

（3）各种原因引起的肾积水，可以测量肾盂扩张程度、肾皮质厚度以及肾脏体积大小变化，从而评估肾积水的严重程度。

（4）前列腺疾病，可以观察前列腺的形态、大小，有无钙化、结石、囊肿形成，有助于前列腺炎、前列腺增生等的诊断。

（5）阴囊内肿物，可以很好地鉴别阴囊内的实性或囊性肿物，发现包括睾丸、附睾、精索等器官在内的相关病变。

## 检查前该怎么做

一大早饿着肚子等着做超声检查，好不容易轮到了，医生又说尿憋得不够，让回去多喝水。这样的场景每天都要在超声科上演，其实做超声检查也是有诀窍的。那么，在做泌尿系统超声检

查前，到底需要做哪些准备呢？

做泌尿系统超声是不需要空腹，你大可以吃饱了再来。若是只检查肾脏、输尿管和肾上腺，一般也不需要做特殊准备。若同时检查膀胱和前列腺，则需要适度充盈膀胱，也就是我们常说的"憋尿"。

这是由于膀胱和前列腺位于盆腔的深部位置，前上方被大量肠管覆盖，超声波很难穿透肠道气体到达这些脏器。通过憋尿使膀胱充盈后，可以更好地"挤走"占据盆腔的肠管，减少肠气的干扰，使膀胱各壁和男性的前列腺结构清楚显现。如果膀胱里的尿液较少，膀胱就像是泄了气的皮球，膀胱壁及膀胱内的病变则不易被观察到，极易造成漏诊。

### 如何科学地憋尿

通常建议在检查前1～2小时饮水1 000～1 500毫升，等到有明显尿意时就可以进行检查了。当然，憋尿程度很难量化、因人而异，并不是有尿意就算憋好了，也不是要憋到尿裤子了才行，还应根据自己平时的经验，有憋不住的感觉最合适。

有的患者觉得喝茶、咖啡或是碳酸饮料有利尿效果，能使尿憋得更快，但实际上这些饮料会使腹腔气体增加，肠道蠕动加快，反而影响检查效果。因此，喝水才是最有效的！

对于那些需要进行膀胱残余尿量测量的患者，先要憋尿进行常规的膀胱超声扫描，排尿后再复测膀胱内剩余尿量。为保证所测残余尿量的准确性，应注意不要反复多次排尿，且在排空膀胱后5分钟内尽快进行二次超声检查。

　　所以，对于像前文所述的怀疑前列腺增生的患者，做一个全面的双肾输尿管膀胱前列腺超声能初步测算前列腺体积大小，同时还能评估膀胱和肾脏是否受到长期排尿不尽的牵连损害，如膀胱内长结石、双肾出现积水等。在此基础上，再加做一个膀胱残余尿量的测定，可以评估排尿功能受影响的轻重程度，为患者是否要接受手术治疗提供参考依据。

# 4. 泌尿系统为什么反复感染

一位风尘仆仆的女士拖着行李箱走进我的诊室，说道："医生，我这尿路感染又犯了，出差十多天时好时坏，一下飞机我就赶来医院了。"通过问诊，我了解到她不仅有尿痛、尿频的表现，还有双侧腰部胀痛，并发过一次低热。

于是我给她开了尿常规、血常规和泌尿系统超声检查，让她完成检查后再回来。她急忙摆着手和我说："医生，检查我不做了，就是尿路感染，和以前一样，你给我开药就行了。"

在我的坚持和劝说下，她还是拿着检查单去做了。回来一看，尿白细胞和红细胞显著升高，亚硝酸盐呈"+"，血白细胞升高，泌尿系统超声未发现结石、积水等异常。

看完报告，我告诉她这一次是比较严重的尿路感染，也就是肾盂肾炎，需要先挂水3天，再口服抗生素2周，同时还要再留一次尿标本做细菌培养及药敏试验。

## 尿路感染"钟爱"女性

"尿路感染"这个病，大家应该都不陌生，自己或身边人都有可能曾经得过，大部分情况下口服 3 ～ 5 天抗生素也就痊愈了。但是如果像上面这位女士一样，在疾病之初不够重视，没有接受正规治疗，就可能造成感染蔓延，从尿道膀胱炎发展为肾盂肾炎，更有甚者会由急性转为慢性，治疗起来就更加困难，还对人体健

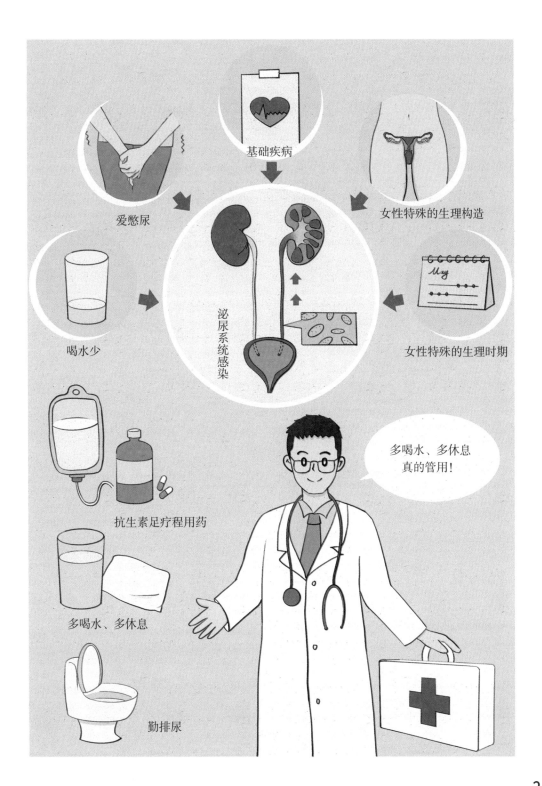

康造成不可逆损伤。

人体的泌尿系统包括肾脏、输尿管、膀胱和尿道，只要是它们发生的感染，统称为尿路感染。感染多由细菌引起，少数可由支原体、衣原体、真菌、病毒等引起。

女性是尿路感染的易患人群，每年尿路感染的发病率近10%，是男性的8～10倍。大约有1/3的妇女，会在她们一生中的某一时期困扰于尿路感染，尤其是性生活活跃期及绝经后的女性，其中一部分更是反复发作。

 **为什么尿路感染如此"钟爱"女性**

**女性特殊的生理构造**

相比男性，女性的尿道又短又宽，尿道括约肌作用较弱，更容易受细菌入侵。

**女性特殊的生理时期**

（1）性生活期：性生活时女性尿道口受压，内移或受创伤，尿道口周围的细菌被机械性地推挤动作推进后尿道以及膀胱而导致感染；另外，避孕药的主要成分可破坏阴道正常微生物环境；还有部分男性的包皮过长，其内藏污纳垢而未清洗干净，均增加了女性尿路感染的发生。

（2）月经期：经血可以说是天然的病原体培养基，若经期卫生用品使用不当，则会增加感染风险。

（3）怀孕期：怀孕时子宫增大会压迫膀胱和输尿管，输尿管蠕动减慢而导致尿流不畅，可增加感染机会。

（4）更年期：此时由于雌激素水平下降，阴道和尿道自净能力和抗菌能力减弱，也容易发生感染。

## 生活细节暗藏诱因

若日常生活中存在以下危险因素，无论男女都是尿路感染的高发人群。

首先是喝水少和爱憋尿。尿液是尿道天然的"清洁工"，若因不爱喝水或者老是憋尿而导致长时间不排尿，尿液无法将尿道口周围的细菌冲刷走，导致细菌聚集繁殖而感染。另外，膀胱充盈导致压力增高，尿液会逆流向上至输尿管和肾盂，已入侵的细菌会进入更上游的泌尿系统，最终引发肾盂肾炎。

其次就是经常熬夜或出差。正如前文的那位女士，长时间出差的舟车劳顿、休息不好都会造成人体免疫力下降，让病原体有了可乘之机。

最后就是伴有泌尿系统结石、肾功能不全、糖尿病等基础疾病。当结石卡顿在输尿管中，或是糖尿病引起膀胱神经功能障碍，都会导致泌尿系统管道不同程度的梗阻造成尿路感染反复和难以愈合。

## 尿路感染也会要人命

不同类型的尿路感染，往往表现各异。

开始时感染通常局限于膀胱，称为"急性膀胱炎"，表现为尿频、尿急、尿痛，严重者数分钟排尿一次，排尿时尿道有烧灼感，患者甚至不敢排尿，而排空后仍有尿不尽感。有时可见终末血尿，或为全程血尿。如遇尿路刺激症状很重，或是血尿明显，也不用太过紧张。单纯性下尿路感染治疗相对简单，尽早到正规医院接受治疗，一周之内便可痊愈，千万不要小病拖成大病。

如果治疗不及时或断断续续，感染可能上行至肾脏，导致更加严重的肾盂肾炎，此时除了排尿不适，还会出现腰痛、发热等症状。尤其是对于有糖尿病、泌尿系统结石、前列腺增生、肾功能不全等基础疾病的人群来说，复杂性尿路感染有可能发展为致命的尿源性脓毒血症和急性肾功能衰竭。

急性尿路感染如果治疗不正规不彻底，症状一消失就过早停药，有可能让急性感染转为慢性。慢性尿路感染可表现为不同程度的低热、间歇性尿频、排尿不适、腰部酸痛等。在免疫力低下时，感染症状又会再次急性发作。

### 多喝水真的管用

大多数尿路感染的治疗其实并不复杂，对于初发的膀胱炎，通常口服3～5日的抗生素即可，药物可选择喹诺酮类或二代以上头孢菌素类抗生素。而对于肾盂肾炎等感染较重者，治疗周期通常为2周，症状消失后也应及时复查，避免病情反复。

除了开具敏感抗生素之外，对于门诊遇到的每一位尿路感染患者，我都会特别嘱咐多喝水、勤排尿。多喝水对付尿路感染绝对有效！此外，清淡饮食、注意休息，都有助于尿路感染的尽快好转。

最后，还是要建议有糖尿病的患者控制好血糖，更年期女性应科学地补充雌激素，有泌尿系统结石的患者应该积极地处理结石。因人施策，消除诱因，感染也就能够彻底治愈。

# 5. 小小尿路结石，疼起来要人命

"哎哟！我的肾呐！"一位胖小伙边撑着腰边号叫着，被两个人艰难地架着扶进了泌尿外科急诊的诊室。还没等我发问，他直接就给自己诊断了："医生，我肾结石又犯了，疼得不行了，快给我打止疼针吧！"

经过简单而快速的查体和尿常规、泌尿系统超声检查，小伙确实是泌尿系统结石，准确地说是一颗直径不到5毫米大小的肾结石"掉入"了细长的输尿管内，引起了急性的肾绞痛。别看就是颗小小的结石，确实能让一个彪形大汉疼得直打滚！打完止疼针后，小伙的肾绞痛得到了缓解。

"根据你的结石大小，只需吃药就能排出，暂时不需要手术。"我边解释边开具了排石药物，嘱咐他按时服药、多喝水、多运动，2周后一定要去泌尿外科门诊复查。

## 泌尿系统结石发病率高

泌尿系统结石是一种发病率非常高的疾病。流行病学调查发现，我国人群一生中患泌尿系统结石的概率在10%以上，南方部分地区甚至可达20%。

泌尿系统结石的分类方法很多，最常用的是根据不同化学成分进行分类，这对结石的治疗和预防都有一定的指导意义。我们可以把结石简单分为含钙结石和不含钙结石两大类；其中含钙结

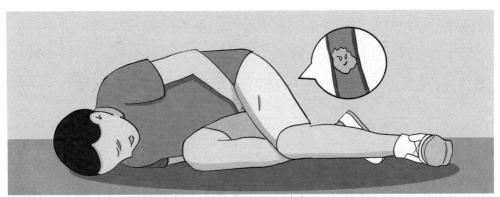

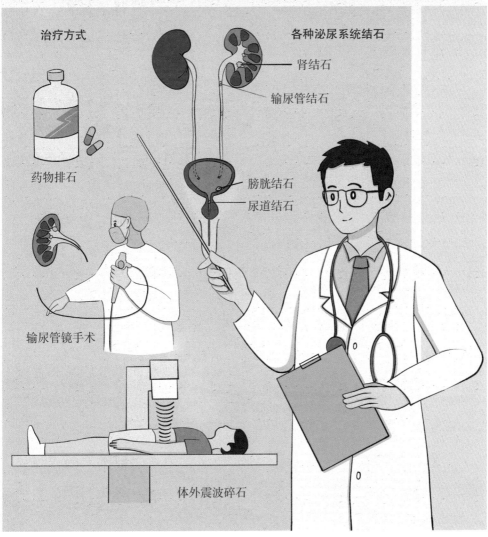

治疗方式

各种泌尿系统结石

肾结石

输尿管结石

膀胱结石

尿道结石

药物排石

输尿管镜手术

体外震波碎石

石占了80%以上的比例，且绝大部分由草酸钙、磷酸钙等混合形成；而不含钙结石包括尿酸结石、胱氨酸结石、感染性结石等。此外，泌尿系统结石的形态也多种多样，可大可小，可多可少，可以比硬币小许多，也可以比我们的手掌还要大。

泌尿系统结石虽然不是什么不治之症，但痛起来却要人命，人们常常用"坐立不安，满地打滚"来形容泌尿系统结石引起的肾绞痛，可以让人痛到弯腰，痛到恶心，痛到呕吐，直至满地打滚。万幸的是，约70%的泌尿系统结石都不需要手术治疗。下面就给大家介绍一下医生如何让患者的泌尿系统结石排出体外。

### 治疗结石4高招

#### 高招1.药物排石

对于直径小于0.6厘米的结石，一般可以选择药物排石治疗。而在服药之前，先要做好两项基础工作：一是大量饮水，要保证每日的饮水量在2升以上；二是适度运动，建议以弹跳性运动为主，例如跑步、跳绳、爬楼梯等。

药物治疗应联合应用，先是通过 α 受体阻滞剂以舒缓输尿管平滑肌、促进输尿管扩张，再加上双氯芬酸钠止痛和减轻输尿管水肿，最后再配合清热祛湿、利尿排石的中成药，为结石的排出开辟通道。

泌尿系统结石中有约5%为尿酸结石和胱氨酸结石。对于这类型的结石，可以通过口服枸橼酸氢钾钠或碳酸氢钠以碱化尿液，使结石发生破碎溶解，达到药到病除的效果！

### 高招 2. 输尿管镜碎石

对于直径大于 0.6 厘米的结石就需要采取输尿管镜碎石术的治疗方法。输尿管镜碎石术是通过尿道逆行置入输尿管镜至结石位置，通过激光将结石粉末化，可以边碎石边用水把粉末冲出来，也可以用取石篮把较大的碎石给套抓出来。

该手术是完全通过人体的自然腔道来完成的，不留下任何手术瘢痕。但其碎石效率相对较低，当面对的是大体积结石或多发结石时，就显得有些"力不从心"了。

### 高招 3. 经皮肾镜碎石

对于直径大于 2 厘米的大结石，通常首选经皮肾镜碎石术。该手术碎石效率高，但需要通过经皮肾穿刺的方法建立碎石通道，也就是要在人体腰部位置打一个直通肾脏的洞，因此也就存在一定的肾脏出血、周围器官损伤等风险。

对于复杂性结石的治疗，往往需要多通道分次手术，这就希望患者要有打持久战的心理预期和准备，配合好医生的治疗方案。

### 高招 4. 体外震波碎石

体外震波碎石术可以经过单次或多次释放冲击波能量而击碎结石，使之随尿液排出体外。整个震波碎石过程可以分为 3 步：第一步是利用瞄准定位装置确定结石在泌尿系统管道内的位置；第二步是通过震波发射器发出冲击波，在人体内经过一段距离的传导抵达结石并将其震碎；第三步是患者需要通过自身输尿管的蠕动将粉碎的结石排出体外。

体外震波碎石用得好，可以不开刀排出结石；用得不好，结石碎块可能阻塞输尿管，肾包膜下还可能形成巨大血肿。震波碎石需要严格把握适应证，具体要看结石的密度、大小、位置，以及患者的自身条件等。

泌尿系统结石虽为良性疾病，但具有"小狗叫，大狗咬"的特征。此话怎讲？"小狗叫"是指小结石掉入输尿管而引发肾绞痛，让患者疼得哇哇叫；"大狗咬"则是指大结石嵌顿在输尿管而导致肾积水，发现时肾脏功能受损甚至已无功能。再加上泌尿系统结石复发率高，统计研究显示，每10位结石患者中就有2人会在5年内复发。正所谓上医治未病，接下来给大家介绍预防泌尿系统结石的"干货"。

## 预防结石4方法

### 方法1.多喝水

普通人每天喝水量应在1 500～1 700毫升，如果既往得过结石，那么每天的饮水量应在2 000～3 000毫升。你会说总不能喝水都用量杯吧？教大家一个判断是否喝够水的简单方法，那就是看尿色，最理想的尿液呈清亮的淡黄色。

### 方法2.常体检

小小的结石可能会造成整个肾脏"受损"。因此，早期发现泌尿系统结石十分重要，体检切不可怕麻烦而漏检尿常规，因为它涵盖了与结石形成密切相关的尿液pH值、尿比重、尿白细胞、尿红细胞等重要指标。

### 方法3.勤锻炼

多项研究已经证实，肥胖人群的泌尿系统结石发病率比正常体重者高出近1倍。更大的身体质量指数（BMI）、更大的体重、更大的腰围是泌尿系统结石形成的独立危险因素，且肥胖也会给结石治疗增加难度，所以建议少刷手机、多做运动。

### 方法4.科学饮食

在保证膳食结构科学均衡的基础上，需要根据结石的成分针对性调节饮食。草酸盐结石的患者应避免进食浓茶、菠菜、番茄、花生等食物。尿酸和胱氨酸结石的患者应避免摄入高嘌呤食物，如动物内脏、牛羊肉、海鲜等。此外，应增加新鲜水果、蔬菜和粗粮的摄入。

最后，用一首打油诗再给各位泌尿系统结石的患者提个醒：
结石治疗方法多，尿路通畅第一条。
术后如若不随访，肾脏难免保不了。

# 第 2 章

## 男孩们成长中的生理烦恼

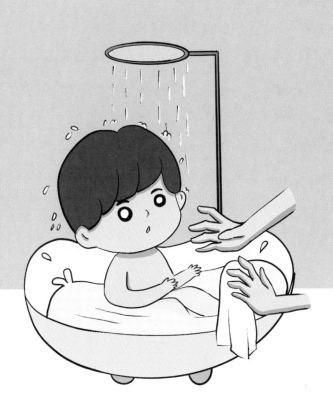

# 6. 家有男宝初长成，一看二摸三当心

清晨，一名初中生被老师送进了外科急诊的诊室，只见他捂着右下腹，痛苦地说道："我这一侧'蛋疼'得厉害，像扭了一下。"

原来这名14岁学生，在今天凌晨4点左右，突然被一阵下腹部的疼痛惊醒。想着时间还早，懂事的他不好意思打扰同寝室的同学和老师，就咬牙忍着。可是他的腹痛并没有缓解，到了6点出现了右侧"蛋疼"，才被老师紧急送来医院。

我给他进行了详细的体格检查，发现右侧睾丸触痛明显，托高不能缓解，彩超检查显示睾丸血流灌注明显减少。

初步诊断是右侧睾丸扭转。很快，他就被推进了手术室，接受了睾丸扭转复位固定的急诊手术。最终，小伙的睾丸血供恢复，得以成功保留。

## "蛋蛋"的成长史

睾丸扭转并不罕见，可发生于男性任何年龄，但主要发生在10～30岁，在高峰年龄12～18岁的青少年中的发病率为1/4 000，但能像这名小伙一样能及时发现并成功挽救睾丸的患者不超过1/3。想要保护好男孩子的"蛋蛋"健康，就得做好一看二摸三当心。

大家也许不知道，作为男性重要的生殖器官之一，被称为"蛋蛋"的睾丸，在胎儿早期时是不"住在"阴囊里的，而是与肾

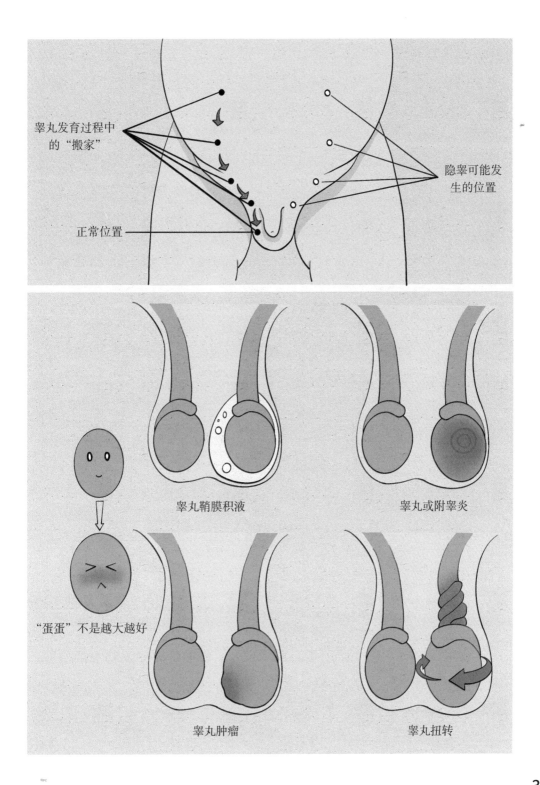

睾丸发育过程中的"搬家"

隐睾可能发生的位置

正常位置

睾丸鞘膜积液

睾丸或附睾炎

"蛋蛋"不是越大越好

睾丸肿瘤

睾丸扭转

脏一样都"住在"一个"集体宿舍"里。随着胎儿的发育，睾丸会逐渐下降，经过腹股沟，于孕28 ～ 36周降至阴囊内。

也许你会问，为什么睾丸要千里迢迢地从肚子里跑到阴囊里"安家"呢？

因为阴囊有最适宜的温度。睾丸作为生产精子的"工厂"，对温度十分敏感，最佳的工作温度是34 ～ 35℃。而阴囊就是最天然的"空调房"，其内的温度恰好比体温低了2 ～ 3℃。

其实男性阴囊内除了睾丸之外，还有附睾和精索等器官。睾丸负责产生精子和分泌雄激素；附睾紧贴于睾丸上端和后缘，负责贮存精子并促进其发育成熟；精索负责悬吊睾丸和附睾，内有血管、淋巴管和输精管，负责供应血液和输送精子。睾丸扭转就是因为精索发生转圈扭转，进而导致睾丸缺血坏死。

## 消失的"蛋蛋"去哪了

男宝宝出生后，有时也会发现"蛋蛋"走失的情况。如果发现婴儿阴囊空虚、"袋袋"伴随严重皱缩，那就要多加注意了。

一种可能是睾丸停留在腹腔内、腹股沟管内或者阴囊上方的外环口处，就成了隐睾症。足月宝宝1岁时隐睾的发病率为1% ～ 4.6%，而在早产儿中的发生率可增加至45%。

如果超过4月龄睾丸还未下降，则自己下降的可能性不会太大，这时候就需要通过手术使其降下来，手术治疗最好在1岁以前，最晚不超过18个月。

还有种罕见的情况是双侧睾丸挤进了同侧阴囊里，称为并睾症，常伴有其他严重先天性畸形。

此外，走失的可能是单侧的"蛋蛋"，也可能双侧"蛋蛋"一起消失。双侧睾丸缺如的无睾症十分罕见，可能是由于胚胎时期睾丸被毒素破坏，或继发于宫内血供不足等引发睾丸萎缩。

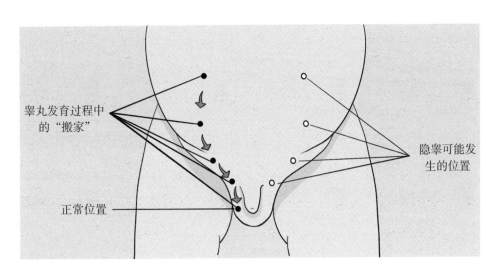

## "蛋蛋" 个头一大一小

如若睾丸最终能够顺利降入阴囊内，那它应该长这样：微扁椭圆体，表面光滑，饱满但不坚硬，长约4～5厘米，宽约3厘米。一般来说，我国成年男性的睾丸体积为15～23毫升，比鸽子蛋略大。

有意思的是，男性的左右两侧睾丸其实是不完全对称的。只要不影响"日常使用"，就算"蛋蛋"不一样大，也不用有任何担忧。但如果相差太明显，就可能有问题了，个头太小（体积＜12毫升）往往提示睾丸发育不良或发生萎缩。

此外，许多男性的睾丸位置呈右高左低，可能原因是在胎儿时期右侧睾丸从腹腔下降到阴囊内的时间要晚于左侧睾丸。其实，一高一低也是有好处的，有人认为这可以减少"蛋蛋"在人体运动时的摩擦碰撞和同时受到外伤撞击的概率。

## "蛋蛋"不是越大越好

如果一侧睾丸的体积在短时间内突然发生变化，这就需要父母特别关注了。因为"蛋蛋"并非越大越好，有时预示着某些疾病的可能。

### 睾丸鞘膜积液

这并不是睾丸自身变大了，而是睾丸鞘膜腔内形成液体包绕在睾丸周围。

### 睾丸或附睾炎

急性感染时患侧阴囊会肿胀疼痛，伴有发热；如若长时间迁延不愈会引起睾丸萎缩。

### 睾丸肿瘤

睾丸长肿瘤时可表现为不同程度的肿大，有时睾丸完全被肿瘤取代，质地坚硬，晚期表面可呈结节状。

### 睾丸扭转

这个病可不是开玩笑的！

正如前文的那个小伙一样，睾丸扭转易发生在夜晚或凌晨，一侧阴囊会突然出现剧烈疼痛，可伴有肿胀。在扭转之初可能只表现为肚子痛，如果发生在晚上睡觉时，千万别当成普通的肠胃疾病，应及时去正规医院泌尿外科做检查。

如睾丸扭转诊断明确或是不能完全排除，都应在6小时内尽早接受阴囊探查手术，如治疗不及时，睾丸最终会因为缺血而坏死。

 **出现以下情况时请及早就医**

（1）一看：看到一侧阴囊明显大。

（2）二摸：摸到只有一个睾丸。

（3）三当心：阴囊出现疼痛、红肿时要当心。

# 7. 男孩的包皮究竟要不要切

　　每年到了寒暑假，泌尿外科的门诊总会见到家长扎堆带着男孩前来切包皮。

　　不过，也有很多家长心存疑惑，我家孩子的包皮是不是太长了？到底要不要切？不切会有什么问题？要切的话几岁合适？会不会耽误开学？切了以后有没有影响？

　　男孩的包皮究竟要不要切，这是一个令每个男孩父母以及许多成年男性百般纠结的问题。想要揭开这个疑惑，不妨先来看看男孩的"丁丁"，也就是男性阴茎在包皮包裹之下是如何成长的。

## 学龄前孩子："丁丁"啥时候能露头

　　男孩的"丁丁"，也就是男性阴茎，在出生时都是被包皮完全包裹着，这是由于出生时包皮与阴茎头之间存在着天然粘连，而使包皮难以翻开。这是正常的生理现象，也被称为"生理性包茎"，普遍存在于96%左右的新生儿。对于生理性包茎，如果没有包皮炎、尿路感染、排尿困难，都可以等一等，不用着急。

　　随着男孩逐渐长大，包皮口逐渐松弛，包皮也开始自然退缩，与阴茎头之间的粘连也会逐渐分开，从而露出"丁丁"的真容。90%的新生儿生理性包茎会在3～4岁后自愈而不需特殊处理。因此，爸爸妈妈需要经常关注学龄前男孩的阴茎状态，定期帮忙翻开包皮认真清洁。

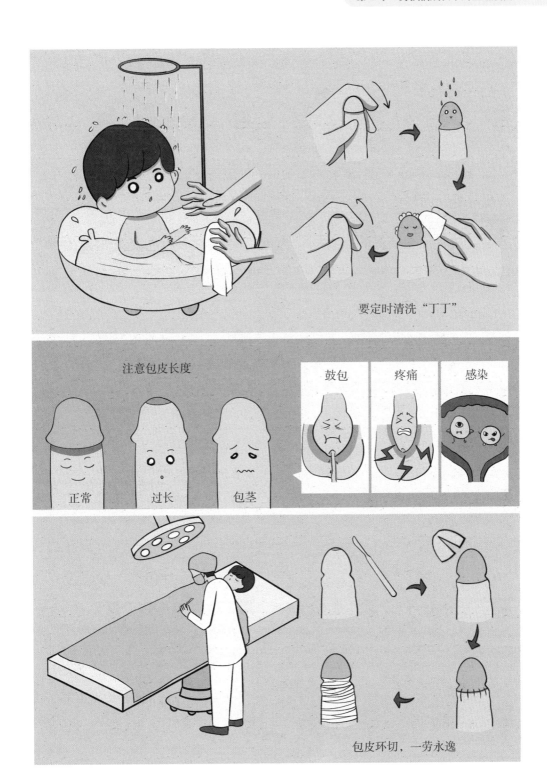

要定时清洗"丁丁"

注意包皮长度

鼓包　疼痛　感染

正常　过长　包茎

包皮环切，一劳永逸

对于5～6岁以后仍旧无法上翻包皮，且怀疑"病理性包茎"的男孩要及时就医，根据医生的建议决定是否需要接受手术或其他治疗。一般从六七岁上小学开始，直到青春期之前，都是男孩做手术的合适年龄。这样既不会影响到男性阴茎的正常发育，他们也能在治疗过程中更好地配合。当然，如果不是必须手术治疗的包皮过长，也可以等成年后再做决定。

男孩12岁以后，随着阴茎的迅猛发育，分泌物增多，过长的包皮会增加日常清洁的难度，而且也会加重孩子术后的负担。所以有时候爸爸妈妈的"狠心"，可以减少包皮过长给"丁丁"造成的潜在并发症。

 **男孩出现以下情况时记得要检查包皮**

（1）尿得歪：总是把小便撒到马桶外。

（2）尿线细：小便时尿线特别细。

（3）起鼓包：小便时尿道口鼓起小包。

（4）分段尿：小便时需要分段完成。

（5）尿裤子：尿完裤子总是湿漉漉的。

### 青春期的纠结：包皮多长算过长

那些之前没有接受过包皮切除手术的男孩，在经历过青春期的巨大变化之后，又该如何判断自己的包皮算不算过长呢？

正常情况下，小伙子进入青春期后，尿道外口和阴茎头可完全露出。但如果发现非勃起状态下的"丁丁"被套上了"高领毛衣"，包皮覆盖尿道外口，但可被手动上翻至冠状沟，那就是包皮过长。如若是包皮外口狭窄，无法被上翻至冠状沟以显露阴茎头，那就是包茎。

包茎是必须手术的。如果只是单纯的包皮过长，不影响阴茎的日常清洁，干净无异味，就可以根据自己的需求做决定。但如果过长的包皮导致包皮嵌顿而影响阴茎的供血，或是龟头反复发炎红肿，都应该接受手术，一劳永逸。

 **包皮过长者不切包皮该如何保持个人卫生**

（1）小便时最好把阴茎头翻出来。

（2）洗澡时用手把包皮退到阴茎头后，用清水将积聚的包皮垢和皮脂清除干净。

（3）勤换内裤，保持生殖器部位透气干燥。

## 包皮环切手术：从此走向"性福"人生

包皮环切手术已有近5 000年的历史，目前常见的手术方式主要有两种：一种是传统的手工切割与缝合；另一种是用各种套扎环或者切割器械。

手工切割与缝合是用手术刀在阴茎背部直切开一个口，然后再环形剪掉一圈多余的包皮，最后止血缝合。优势是可以量体裁衣式操作，适用于高要求或者有特殊病情的患者（如再次手术、合并系带冗长等）。

器械包皮环切术的优势是手术时间更短，性价比更高，原理有点像红酒自动开瓶器的感觉。术后需要2～4周的时间等待套扎环或皮钉自行脱落，适用于绝大多数患者。

包皮环切手术通常为门诊局麻手术，手术完成当天就可以出院回家，卧床休息一两天能恢复，1周左右就能拆线洗澡。虽然包皮手术一年四季都可以做，但为了术后生殖器部位的干燥舒适，手术时间首选气候干爽、温度适宜的春秋季了。而对于正在上学的孩子来说，暑假期间也是个不错的选择。因为时间相对自由、对学习影响小；另外夏季穿的衣服少、透气性强，术后护理起来也更简单方便。

成年男性术后遵医嘱暂停性生活4周。性生活虽然停止了，但是每天不受控制的晨勃怎么办呢？为了不让阴茎反复勃起而导致疼痛、影响愈合，建议要远离一切诱惑；也可以让医生开一些药物来预防。

手术再小，也有风险。根据不同研究的报道，包皮环切手术的并发症发生率在4%～9%，常见的有包皮水肿、切口撕裂、伤口感染等。因此，切记一定要去正规医疗机构就诊！

# 8. 隐匿性阴茎究竟"隐匿"何处

一个长得胖乎乎的小男孩低着头，不情不愿地被妈妈牵进泌尿外科诊室。询问小男孩的母亲后才得知，原来是班里的同学都笑话他没有"丁丁"，男孩因为难为情而不愿意去学校。

我发现小男孩体型偏胖，在给他进行专科查体的过程中，发现他的阴茎看起来确实比同龄人要小，特别像鸟嘴的模样；摸上去也只是空空的一层包皮，但下压阴茎根部后，还是可以看到有部分的阴茎体显露出来；可一松开抬起，就又迅速恢复到之前的外观。

查完体后，我安慰小男孩道："谁说你没有'丁丁'，其他小男孩有的你也有，只是'藏起来'了而已。"

## 长得像鸟嘴的"丁丁"

像这种阴茎埋藏于根部软组织中，自然状态下不能外露，仅能摸到一层皮肤的情况，医学上称为"隐匿性阴茎"或"埋藏阴茎"。如果仅从阴茎的外观来看，极易与包皮过长或包茎相混淆。我教男孩父母简单的一招就可以把它们区别出来：用拇指与示指推挤阴茎根部的皮肤，如果是隐匿性阴茎则可以显露出发育尚正常的阴茎体，松开后又会迅速回缩，而单纯的包茎不存在这一现象。这是由于隐匿性阴茎并不是"先天不足"，而是被"藏起来"了，其主要原因一方面与肥胖所致的皮下脂肪堆积有关，另一方面与周围

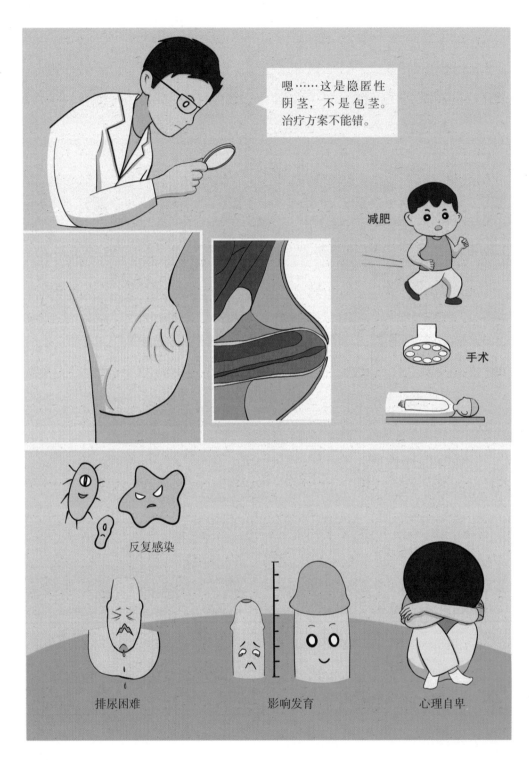

的无弹性纤维索带束缚阴茎体有关。

隐匿性阴茎作为小儿泌尿外科的常见疾病之一，据统计在我国的发病率约为0.67%。近年来由于社会、心理、环境等因素的作用，儿童发病率呈逐年上升趋势，也越来越被大家所重视。一旦发现学龄期儿童伴有肥胖、生殖器官过小、发育缓慢等情况，各位男孩父母可千万不要忽视。除了阴茎外观呈"鸟嘴样"或"烟斗样"的特征性表现之外，患儿在小便时会像淋雨一般，无法"瞄准"；有时因为包皮口太窄，小便时会像吹气球一样，包皮先膨胀起来，然后才有尿液排出。

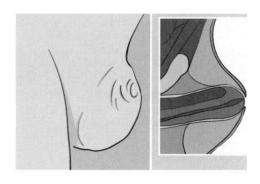

## "丁丁"隐匿的危害

患有隐匿性阴茎的男孩都应该尽快进行干预治疗，否则对他们的生理和心理健康均会造成负面影响。

### 反复感染

合并有包茎时容易引起细菌的繁殖甚至逆行感染，包皮、阴茎头反复感染而出现肿痛。

### 排尿困难

尿道卷曲成角导致尿路不畅，淋湿裤子，严重的患儿可能发生尿潴留。

### 影响发育

阴茎体长期被埋藏，其正常发育会受到影响，导致患儿成年后性生活受到影响，甚至出现性功能丧失。

### 心理自卑

学龄期正是儿童性心理发育时期，此时孩子如果认为自己"丁丁"太小，会产生自卑心理，变得孤僻和害怕社交，并且会延续到青春期，对今后的性心理造成长期负面影响。

## "丁丁"如何大器晚成

那有没有什么好的方法可以拯救小个子的"丁丁"，实现逆袭呢？

对于那些体重超过标准20%以上，阴茎海绵体发育正常且不伴有包茎者，通过减肥可以使部分患儿得到自行改善。如若减肥后阴茎外观没有明显改善，则可考虑手术治疗，把藏起来的阴茎体揪出来并做好固定。

虽然隐匿性阴茎从外形上来看酷似包茎，然而它们却是两种完全不同的疾病。这是因为隐匿性阴茎的外层皮肤不是过长而是太短，而且其阴茎体是正常的而并非太小。缺乏经验的医生可能会将隐匿性阴茎误认为是包皮过长或包茎而"一概而切"，实施单纯的包皮环切手术，结果导致本来就不多的包皮变得更加短缺，给孩子带来巨大痛苦，后期矫正也十分困难。此外，术后的阴茎海绵体一旦失去了皮肤的附着和保护，其发育就会越发受到抑制，由此导致的后果令家长们追悔莫及。隐匿性阴茎的正确手术方式多采用阴茎矫正延长术，松懈阴茎体以将其解放出来，再将其皮肤按需覆盖，包皮量不够的还需植皮，最后进行加压包扎。

 **针对隐匿性阴茎手术治疗的目的**

（1）解除包皮外口狭窄。

（2）去除发育不良的纤维索带。

（3）去除多余的脂肪组织。

（4）消除患儿潜在的心理问题。

对于典型的隐匿性阴茎，建议3岁后根据具体情况决定手术时机，最好是在性心理尚未发育成熟前的5～7岁左右，对孩子的心理影响最小；最迟则不要超过青春期，以免错失阴茎发育的最佳年龄。当然，如果是在青春期前未接受手术而导致阴茎发育受影响的成年患者，也可以通过手术矫正阴茎的生理长度，但心理矫正就比较困难了。

# 9. 精索静脉曲张，悄悄"偷走"男性生育力

一名小伙面带尴尬地在泌尿外科门诊候诊区徘徊许久，最后还是略带迟疑走进了诊室，支支吾吾地说道："医生，我，我左边的阴囊疼……"

原来，这名小伙今年24岁，最近总感觉左下腹部和阴囊坠胀不适，特别是在长时间站立和活动时更加明显，有时候洗澡时还能摸到左侧阴囊内有鼓鼓囊囊的东西。但是碍于面子，一直未曾就医。

随后，我给他进行了专科查体，虽然阴囊表面没有观察到明显的曲张血管，但是在左侧的睾丸附睾上方还是触及了像蚯蚓一样曲张的团状静脉。超声检查进一步证实了我的怀疑，确实是左侧精索静脉曲张。更麻烦的是，小伙的精子质量检查结果提示精子活力明显减弱。

## 曲张的静脉偏爱左侧

也许你只听说过下肢静脉曲张，其实精索静脉也会曲张；并且严重的精索静脉曲张还会影响精子活力，"偷走"男性的生育力。

精索静脉或称睾丸静脉，是人体（男性）生殖系统的重要静脉之一。对于男性是精索静脉，对于女性就是卵巢静脉。精索静脉的一端连接睾丸，一端连接肾静脉或下腔静脉，其功能是将睾

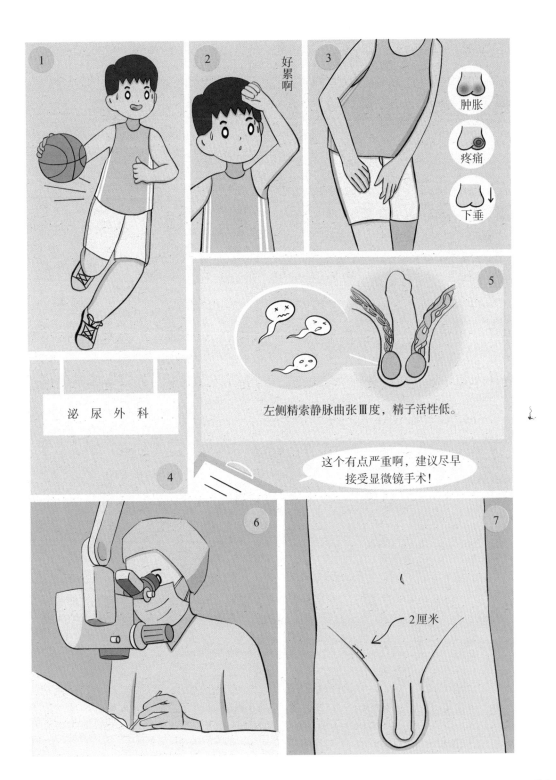

丸的静脉无氧血运输至人体更大的静脉。

精索静脉发生曲张的主要原因是静脉回流受阻或静脉瓣失效，血液反流导致精索静脉丛伸长、扩张及迂曲。精索静脉曲张作为一种常见病，好发于青壮年男性，发病率高达10%～15%。更值得注意的是，在男性不育症患者中，有精索静脉曲张的比例可以达到1/3。

正如文章开头的那位小伙一样，精索静脉曲张通常见于左侧，占77%～92%；亦可双侧均发病，占7%～22%；而少见单独发生在右侧，约占1%。

为什么精索静脉曲张会对左右两侧如此的"厚此薄彼"呢？这主要还是因为左右两侧的精索静脉"长得不一样"。一是左侧精索静脉行程长并呈直角汇入左肾静脉，因此静脉血管内压力相较于右侧要高。二是左侧精索静脉周围的结缔组织较为薄弱，且静脉瓣膜缺如更为常见。

## 久站后阴囊坠胀要小心

许多精索静脉曲张患者可完全无症状，仅在检查时发现。而典型的症状主要表现为阴囊坠胀不适或隐痛，主要是阴囊部坠胀感和隐痛，有时可以牵连至同侧下腹部。久站或者劳累后，症状会明显加重，躺下或者休息后症状又会减轻甚至消失。

对于精索静脉曲张，临床上根据严重程度可以分为轻度、中度和重度。

**精索静脉曲张的严重程度分级**

Ⅰ度（轻度）：仅在行Valsalva动作时可以触及曲张静脉。Valsalva动作是指被检查者取站立位，深吸一口气后用力屏住气（简单来说，就是捏鼻鼓气），以增加腹压使静脉血液回流受阻，使原本不明显的静脉曲张变得更容易被发现。

Ⅱ度（中度）：静息时即可触及曲张静脉，但直视下未发现。

Ⅲ度（重度）：静息时肉眼可见阴囊表面曲张的血管团。

对照上面的严重程度分级标准，男性朋友可以在家里进行精索静脉曲张的自查。可以先观察下阴囊表面是否能看到蚯蚓状迂曲扩张的静脉团。如果从外观上看不到阴囊的明显变化，还可以沿阴囊外侧去触摸精索静脉，如果触及了团状或结节状静脉，那么应到医院接受进一步检查。超声可以说是精索静脉曲张最常用的检查，一般静脉直径大于2毫米即可诊断。

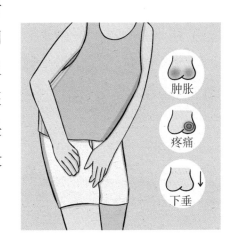

肿胀

疼痛

下垂

**影响青年男性的生育能力**

需要警惕的是，精索静脉曲张有时可影响男性的生育能力。统计显示，精索静脉曲张患者中有接近10%的比例患有不育症，

53

严重者甚至可以引起睾丸萎缩。

 **曲张的精索静脉影响男性的精子活力**

（1）精索静脉内血液淤滞，使睾丸局部温度升高和二氧化碳蓄积，生精小管变性坏死影响精子形成。

（2）左侧精索静脉反流，将肾上腺及肾脏分泌的代谢产物，如类固醇、儿茶酚胺、5-羟色胺等，带至睾丸内，造成精子过早脱落。

（3）两侧睾丸之间的静脉血管沟通非常丰富，左侧精索静脉血液中的一些物质，也能影响到对侧睾丸内的精子形成。

（4）精索静脉曲张患者的血液和精液中存在抗精子抗体，它们进入睾丸和附睾中，可以干扰精子成熟。

如果是老年人发现有精索静脉曲张的情况，则应注意排除是否为肾脏肿瘤压迫了肾静脉所导致。

### 显微镜手术治愈率高

得了精索静脉曲张到底要不要治疗，是吃药还是开刀呢？

首先，对于临床表现不明显的患者，尤其是精子质量正常的未婚年轻人，或者已婚且生育正常者，可暂不予处理。

其次，对于轻度的精索静脉曲张一般可以采取保守治疗。可以采用紧身内裤，阴囊托带等方法来缓解症状，以及服用迈之灵片、羟苯磺酸钙等药物降低微血管的通透性并提高红细胞的柔韧性，以达到改善静脉曲张的目的。

最后，对于重度的精索静脉曲张一般需要通过手术的方法来进行治疗，而如果合并有精子质量下降时，往往也需要接受手术治疗。

 **下列情况建议选择手术治疗**

（1）精索静脉曲张合并男性不育，精子质量检查异常。

（2）阴囊坠胀疼痛等临床症状明显，服药无明显改善。

（3）青少年患者只限于严重精索静脉曲张，或睾丸出现明显减小时应尽早手术。

（4）轻中度患者应定期随访精液分析，一旦出现精子质量异常、睾丸缩小、质地变软等，应及时手术。

精索静脉曲张的手术方式多种多样，有开放手术、腹腔镜手术、显微镜手术、介入栓塞等。显微镜下精索静脉结扎术只需要腹股沟区一个2厘米左右的手术切口即可完成，伤口小而隐蔽，最重要的是借助显微镜的放大作用，医生可以辨别绝大部分的曲张静脉，并逐一结扎，手术效果好、复发率低。

# 10. 奇怪的青春期反复血尿

16岁青春期的小李，身高一下子蹿到了1.82米，这本该是件高兴的事。可是小李却有些苦恼，这是怎么回事？

原来，前不久小李体检发现自己尿隐血（＋），于是就去医院复查了几次尿常规，结果尿隐血时有时无，这让小李很困惑，到底自己有没有血尿？

听完小李的自述，再看到他又高又瘦的身材，这让我一下子想到了"胡桃夹综合征"这个疾病。进一步追问小李是否有过腰痛，他想了想说道："之前打完篮球会觉得左侧腰部隐隐作痛，当时只当是肌肉酸痛，睡一觉就好了。"

随后，我给小李开了泌尿系统和血管超声检查，并且特别备注"注意左肾静脉，胡桃夹综合征可能"。检查结果证实了我先前的猜测：左肾静脉在腹主动脉和肠系膜上动脉夹角部位的内径宽0.22厘米，最大流速201厘米/秒；在肾门部的内径宽0.86厘米，最大流速35厘米/秒；符合胡桃夹综合征改变。

## 胡桃夹综合征青睐高个瘦子

那么，到底什么是胡桃夹综合征呢？

它在医学上有一个学名，叫"左肾静脉压迫综合征"，是因为左肾静脉有一段走行在腹主动脉和肠系膜上动脉所形成的夹角内，若因各种原因造成此处的左肾静脉受压而血液回流受阻，可引起

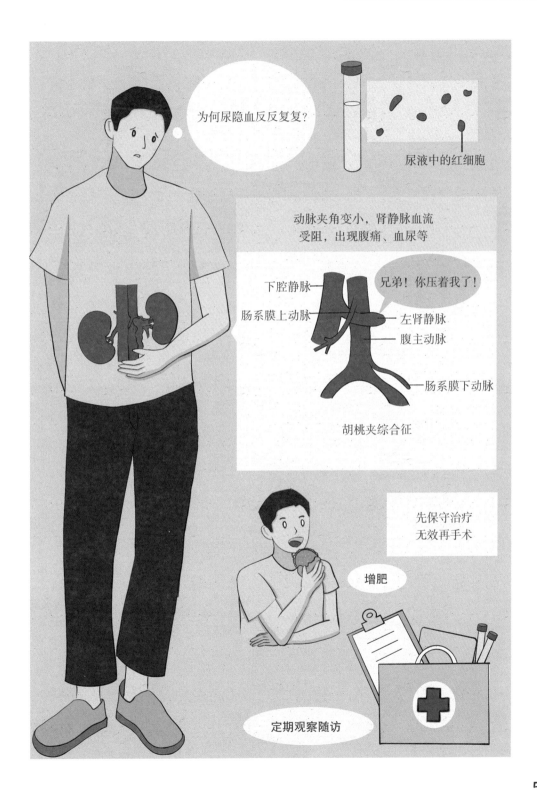

血尿、蛋白尿、腰腹疼痛、女性盆腔淤血综合征、男性左侧精索静脉曲张、慢性疲劳综合征等一系列临床表现的综合征。

通常情况下，腹主动脉与肠系膜上动脉所形成的夹角为45°～60°，且有肠系膜脂肪、淋巴结及腹膜等填充于其中，如因青春期身高增长迅速、脊椎过度伸展或体型急剧变化，则会导致该夹角变小，进而压迫此处的左肾静脉，引起血液回流受阻，左肾静脉呈高压状态。因此，胡桃夹综合征多见于体型瘦长和体脂含量低者。

### 镜下血尿勿忽视

在胡桃夹综合征的临床表现中，血尿最为常见。轻者大多只在尿常规检查时发现有镜下血尿，严重者可表现为肉眼血尿，在剧烈运动、感冒等诱因下，血尿可进一步加重。严重的血尿甚至可以导致失血性贫血。值得注意的是，镜下血尿的发生率是肉眼血尿的4倍，约1/3的胡桃夹综合征患者只表现为孤立性血尿，而无其他症状。

另一重要临床表现为蛋白尿，胡桃夹综合征引起的蛋白尿有其独特性，称为"直立性蛋白尿"。晨起时一般尿液中检测不到蛋白，活动后可出现蛋白尿，严重者则表现为大量蛋白尿，即24小时尿蛋白 > 3.5克。

疼痛多为腹痛或腰疼，可向臀部和大腿后部放射，这是由于左肾静脉高压使生殖静脉、腰静脉等相关静脉回流障碍、淤血引起炎症反应所致，行走或者骑车时可加重。

由于左侧的生殖静脉（男性为精索静脉，女性为卵巢静脉）

直接汇入左肾静脉，当左肾静脉受压时也会引起生殖静脉回流不畅。男性表现为左侧精索静脉曲张，部分胡桃夹综合征青年患者会以精索静脉曲张为首发症状就诊。女性则表现为盆腔不适和月经增多，甚至出现盆腔淤血综合征。

还有一部分患者会患上慢性疲劳综合征，表现为非持续劳动所致的、无明显原因的一种持续或反复的慢性疲劳，休息后并不能缓解，对于青少年来说一般表现为无法坚持上学。

如果怀疑自己是不是得了胡桃夹综合征，只需做一个简单的血管超声检查就可以进行鉴别。如果超声报告的描述符合下列标准，那就是胡桃夹综合征无疑了！

 **胡桃夹综合征在超声下的表现**

（1）左肾静脉在肾门部的内径与在腹主动脉和肠系膜上动脉夹角部位的内径之间的比值为 3.0 ～ 5.0（即未受压部位的血管内径是受压部位的 3 ～ 5 倍）。

（2）左肾静脉在腹主动脉和肠系膜上动脉夹角部位的血流峰值与在肾门部的血流峰值之间的比值为 2.0 ～ 5.0（即受压部位的血流峰值是未受压部位的 2 ～ 5 倍）。

## 保守无效再手术

对于大部分病情不严重的患者，尤其是尚处在青春期的青少年，医生开出的处方很简单，只需要"长胖点"，也就是说一般均建议采取保守治疗。因为，随着年龄增长、身体发育逐渐完善，左肾静脉受压情况可随着侧支循环建立以及周围脂肪等结缔组织的增加得到缓解，帮助血液实现正常回流。而针对直立性蛋白尿，可口服厄贝沙坦、依那普利类药物进行治疗。

虽然不需要特殊治疗，但要重视观察随访，应定期复查血常规、尿常规、肾功能、超声等。部分患者的左肾静脉受压能够在平均1.4年左右的时间里自行缓解，所以建议随访时间应至少坚持2～3年。

如若出现以下情况则建议及时到泌尿外科就诊，以全面评估是否需要接受外科手术治疗或左肾静脉支架植入介入治疗等干预。

 **胡桃夹综合征患者出现以下情况请及时就医**

（1）症状严重者，包括严重血尿并发贫血、持续性直立性蛋白尿、腰痛或腹痛不缓解、有肾功能损害等。

（2）成年人经6个月保守治疗无改善或加重者。

（3）18岁以下青少年经24个月的保守治疗无好转者。

# 第 3 章

## 探秘男性独有的前列腺

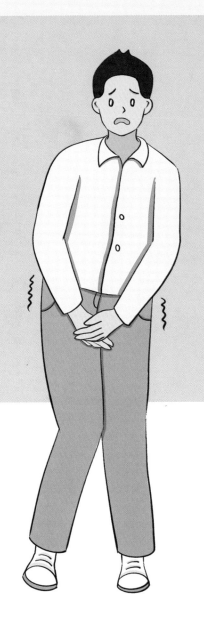

# 11. 前列腺，男性特有的"神秘土地"

在泌尿外科的门诊，时常会遇到患者这样说："医生，我以前得过前列腺。"

这时，我都会耐心地和他们解释："其实前列腺和肝脏、肾脏一样，都是人体的一个器官，并不是一种疾病。当然，既是器官前列腺也会'生病'，很多男性都和您一样，在某个时间段都被前列腺疾病困扰过。"

此外，还会遇到男性患者的家属因为这样那样的小便不舒服问道："我丈夫有前列腺疾病，所以小便不好，我是不是也有前列腺问题呀？"

其实，只有男性才有前列腺，女性是没有前列腺的，当然也就不会得什么前列腺疾病。前列腺既属于男性的泌尿系统，也属于男性的生殖系统，可以说是一块男性特有的"神秘土地"。

## 前列腺"长"什么样

在男性的身体中，前列腺的位置就紧靠在膀胱下面，形状有点像一个倒放的栗子，底部向上，尖部向下，重量约为20克。与膀胱相连的尿道就从前列腺的中间穿过，因此，当储存在膀胱内的尿液通过尿道排出体外时，前列腺是必经之地，而它若"生病"将直接关系到男性的排尿功能。

如果把膀胱比作水库，把尿道看成下游的河道，那么前列腺

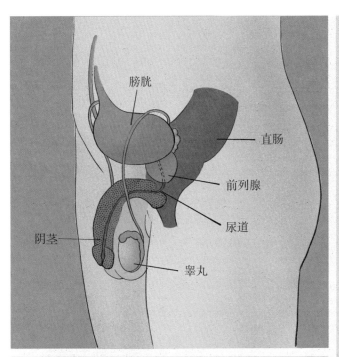

膀胱

直肠

前列腺

尿道

阴茎

睾丸

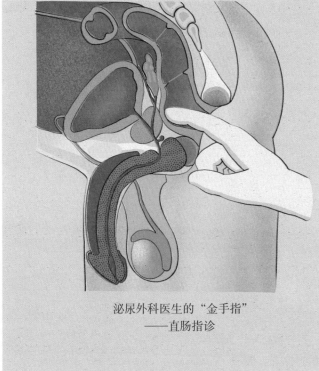

泌尿外科医生的"金手指"
——直肠指诊

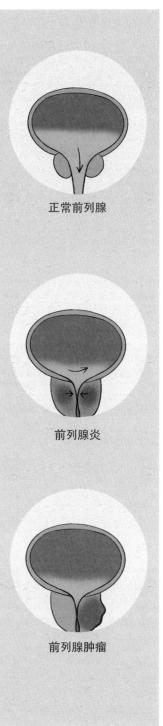

正常前列腺

前列腺炎

前列腺肿瘤

63

就是横亘在中间的水闸。当前列腺发生病变，就像是水闸关不拢或是卡顿住，水流通过时要么急湍要么趋缓，尿液通过生病的前列腺同样也会表现出异常。患有前列腺炎时，会出现尿频、尿急、尿痛等排尿不适症状；而当前列腺出现增生或是长癌时，会出现排尿困难、血尿等症状。

## 前列腺的作用

在大致了解了前列腺基本知识后，你可能还有疑问，前列腺到底有什么作用？

前列腺首先可以分泌前列腺液，它是精液的重要组成部分，一般占一次射精量的15%～30%。由于前列腺液为弱碱性，有助于中和阴道中的酸性环境，确保精子的生存和活动。同时，前列腺液内含有透明质酸酶等多种蛋白水解酶，可以使处于黏稠凝固状态的精液发生液化，精液变稀而解放精子，有利于受精。

## 前列腺指诊

通过以上介绍，大家已经了解到前列腺是位于男性体内盆腔深处的一个小小器官，在体表是看不见摸不着的。然而，由于前列腺紧贴在直肠的前面，因此医生可以将示指（即食指）伸入患者的直肠，隔着直肠壁触及前列腺，对其进行检查。这是检查前列腺最简单有效的方法，医学上称为直肠指诊。

那么问题又来了，首先直肠指诊采用什么体位？医生一般会根据检查需要和患者情况让被检查者采用不同的体位，如膝胸位、左侧卧位等。

　　直肠指诊如何进行？医生戴好手套，并涂以适量石蜡油或凡士林等润滑剂。先用手指在被检查者肛门外周轻轻按摩，同时嘱咐被检查者放松，以使肛门括约肌充分松弛后，再以示指指腹慢慢压入肛门及直肠。此时隔着直肠前壁可扪及前列腺后叶，通过触摸可以了解前列腺的大小、形态、质地，中央沟有无变浅，有无结节等情况。

　　还要做前列腺按摩？某些前列腺疾病的诊治需要留取前列腺液进行化验。这时候医生会在直肠指诊时给前列腺来个全方位"按摩"：首先自前列腺两侧外缘向中央沟按压并反复多次，然后在中央沟自上而下再按压 2 ～ 3 次，在被检者尿道口接取按出液标本以送检。对前列腺进行按摩时被检查者会有下腹酸胀感，无需过度紧张，此时深呼吸可以缓解不适感，如有难以忍受的疼痛应及时告知医生。

　　需要吃泻药或者灌肠吗？接受直肠指诊的患者不用做特别准备，只要放轻松、深呼吸即可。需要提醒的是，如果有直肠肛周手术史或疾病，记得在接受检查前告知医生。

### 前列腺常见疾病

　　前列腺作为男性的专有器官，发挥着重要的生理作用，但它也有生病"罢工"的时候，会给男性带来各种病痛和烦恼，成为许多男人的难言之隐。困扰前列腺的 3 大疾病分别是前列腺炎、良性前列腺增生和前列腺癌，前两种是良性病变，后一种是恶性病变。

　　如果从一个人的年龄来说，易患这 3 种前列腺疾病的先后顺序是前列腺炎、前列腺增生和前列腺癌。然而它们并没有严格的排他性，也就是说不是得了一种疾病就不得另一种疾病了。

那么小小的前列腺究竟会闹出什么"花样"？是不是所有男人都会得这些病？有没有什么办法可以预防？在接下来的故事中将会向大家一一道来。

# 12. 困扰一半男性的前列腺难"炎"之隐

在各个医院的泌尿外科门诊，经常可以看到很多愁眉苦脸的年轻男性患者在徘徊，这些患者问得最多的就是"我的病可不可以根治？"

到底是什么疾病让他们如此苦恼呢？有些人说自己经常会尿频、尿急、尿痛；有些人会说自己总是排尿不畅；还有尿线分叉，还有些人则饱受下腹或会阴胀痛不适的困扰。长久如此，有的就担心自己是不是得了"性病"，有的则终日辗转在多家医院奔波看病。

这些症状背后究竟是有什么难"炎"之隐吗？其实，大多数情况是他们的前列腺发炎了。

## 困扰一半男性的难"炎"之隐

作为一种常见的良性前列腺疾病，前列腺炎是指前列腺特异性或非特异性感染所致的急慢性炎症，从而引起的全身或局部症状。据统计，约有50%的男性在一生中的某个时期会受到前列腺炎的影响。它常见于50岁以下的成年男性，且"钟情"于青年男性群体。

前列腺炎大体可以分为急性和慢性两种，急性前列腺炎主要是由病原微生物急性感染引起的；而慢性前列腺炎的病因目前尚未彻底明确，不能用单一理论解释，一般认为是由多个因素或综合性因素导致的。因此，一般来说前列腺炎急性的好治，慢性的

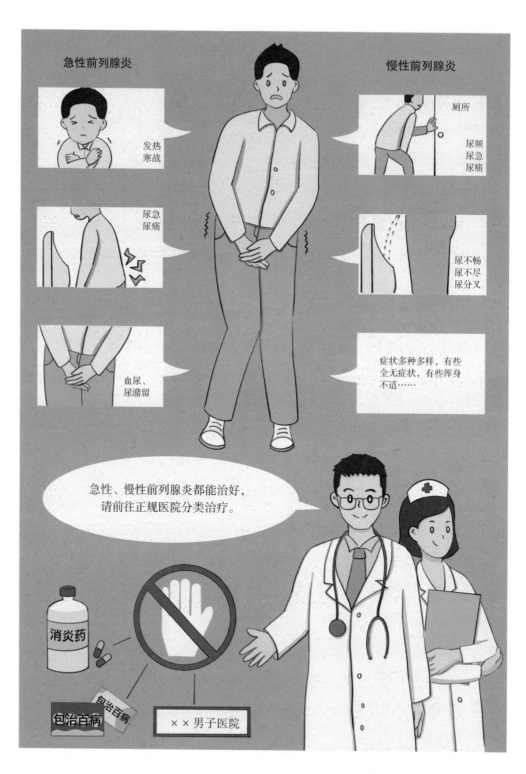

难治。

## 前列腺炎症状多种多样

急性前列腺炎多表现为发热、寒战，伴有严重的尿急、尿痛、尿道灼烧感，有时还会尿中带血以及会阴部胀痛，甚至会造成尿潴留。由于病情急、症状重，所以患者往往会去看急诊。

而慢性前列腺炎的症状就多种多样了，有些可全无症状，有些则浑身不适。最常见的典型表现就是排尿异常，包括尿频、尿急、尿痛，也可表现为排尿不畅、尿不尽、尿分叉、尿道口有分泌物等。

此外，疼痛不适也是常见症状，部位以下腹部为主，也有会阴或肛周疼痛者。久而久之，部分患者会对自身病情过度关注而产生烦躁、焦虑或抑郁等情绪，同时伴随有性功能下降等表现。

如果到医院接受前列腺按摩检查，所取得的前列腺液化验后常可发现白细胞，但没有白细胞也并不能完全排除慢性前列腺炎，还是以患者的症状表现为主。

## 患者要避免的误区

很多慢性前列腺炎患者，要么讳疾忌医，要么病急乱投医，浪费了大量钱财不说，还耽误了治疗时机。

### 自我诊断"不治之症"

现在网络发达，大家若身体有什么不舒服都会第一时间到网上查一查相关资料。现今充斥在各种媒体上的介绍前列腺炎的内容中，不乏夸张甚至错误的广告宣传。

即便是科学正确的科普文章，由于普通大众不具备系统全面的医学知识，会把正常的生理现象或是其他疾病的表现误当作是前列腺炎的症状，给自己胡乱扣顶"前列腺炎"的帽子。有些患者甚至认为自己得了"不治之症"，即使就诊于正规医院，也听不进医生对病情的解释和治疗的建议。

### 轻信虚假医疗广告宣传

如果怀疑自己得了前列腺炎的话，看病千万要去正规的医疗机构，诸如"××人民医院""××大学附属医院"等；选择就诊医院，一定要多留个心眼，谨防上当受骗。

有些以赚钱为目的的所谓"专科医院"，无论求医者有没有病，首先都会被诊断为"慢性前列腺炎"。然后片面夸大前列腺炎的危害，宣传"前列腺炎不治疗的话就会丧失性功能、影响生育能力、时间长了就会变癌"诸如此类的内容。最后，再祭出所谓的国际先进"多位一体治疗体系"，琳琅满目的收费项目，就等着上当受骗者来买单。

在门诊经常能够碰到为治疗所谓的"前列腺炎"花费了好几万甚至数十万元的患者，他们不仅花费巨大，且因治疗不正规而导致病情迁延，无形中加重了求医者的心理负担，进入了临床症状越多、精神压力越大、继续被骗治疗的恶性循环。

### 盲目乱吃"消炎药"

抗生素，也就是大家口中常说的"消炎药"，是用来杀灭进入人体的细菌。在治疗前列腺炎的临床实践中，抗生素也是经常使用的药物之一，但只有5%的有明确细菌感染的前列腺炎患者需要接受抗感染治疗。针对临床上更多见的慢性非细菌性前列腺炎，如果前列腺按摩前后的尿常规检查均未见白细胞，是不需要抗生素治疗的。

然而，患者盲目使用抗生素治疗前列腺炎是普遍存在的现象，这不仅危害着所有人的健康安全，还将让子孙后代面对细菌感染时无药可用。

### 分型决定治疗

前列腺炎的治疗与其临床分型密不可分，分型不同，治疗方法也不尽相同。根据有无病原菌、病程长短、症状特点，可以分为以下类型。

 前列腺炎的4种类型

Ⅰ 型：急性细菌性前列腺炎。

Ⅱ 型：慢性细菌性前列腺炎。

Ⅲ 型：慢性前列腺炎/慢性骨盆疼痛综合征。

Ⅳ 型：无症状性前列腺炎。

其中Ⅲ型前列腺炎，也就是慢性前列腺炎/慢性骨盆疼痛综合征最为常见，约占所有前列腺炎的90%以上。

是不是所有类型的前列腺炎都需要治疗呢？具体还得看临床症状！只有存在确切症状且影响生活质量，才需要治疗。急性细菌性前列腺炎比较容易治疗，只需选择对致病菌有效的抗生素进行规范治疗，多数患者都能很快治愈，且治疗后也很少再复发。

那么慢性前列腺炎到底治不治得好呢？答案是当然可以！但治疗方案复杂（不同作用原理的多个药物联合）、周期较长（至少4～6周，甚至更长），且较易复发。想要彻底治愈，还需要患者放松心态，并与医生密切配合，接受正规检查和治疗，这样才能战胜这一顽疾。

具体来说，前列腺炎的最常用治疗药物有抗生素、α受体阻滞剂、植物类药物、抗炎镇痛药物等，再配合心理和行为辅导、生活及饮食习惯改变、前列腺按摩、理疗热疗等综合治疗。

## 注重日常预防

由于慢性前列腺炎会给患者造成巨大的精神压力和身体上的痛苦，同时也让医生感到无比头痛，因此，对前列腺炎的预防工作就显得和治疗同等重要。前列腺炎的高危人群在日常生活中要尽量减少或避免以下这些诱因：如长期久坐、骑车、憋尿，以及劳累、吸烟、饮酒、嗜辛辣刺激性食物、不恰当的性活动等，会导致前列腺长期充血和盆底肌肉慢性挤压。

此外，保持良好心态，注意个人卫生，记得多喝水、不穿紧身裤。

# 13. 最怕前列腺"老年发福"

60岁的王大爷，满脸通红地捧着肚子来到泌尿外科急诊。他说自己已经一天没有解过小便，感觉膀胱要"炸裂"了！

其实王大爷几个月前就出现了夜尿增多、尿流变细。他想着上年纪了小便有点慢很正常，于是没放在心上。昨天晚上和几位老友聚会喝了点酒，没想到今天突然就完全尿不出来了。

我在给王大爷查体时发现他的小腹膨隆非常明显，随即为他留置了导尿管，竟引流出了800多毫升的尿液。要知道人体的膀胱内尿液达到300毫升时就会产生尿意，500毫升就会感觉憋不住了。

王大爷最早出现的夜尿增多和尿流变细都是前列腺增生的典型症状，而他没有引起重视及时就医，最终导致了急性尿潴留。

## 都是雄激素惹的祸

正常前列腺"三围"分别是横径4厘米，纵径3厘米，前后径2厘米。将上述三径相乘，再乘以常数0.52，即为前列腺的体积；再将体积乘以1.05即为前列腺的重量，正常前列腺的重量在20克左右。前列腺的体积会随着年龄的增长而逐渐增大。一般到了60岁，约有60%的男性会出现前列腺增生，而到了80岁时，这一比例可以高达80%以上。此时，发生增生的前列腺重量会存在较大差别，较大者可达200克以上。

前列腺增生之所以有如此高的发病率，那是因为导致发病的

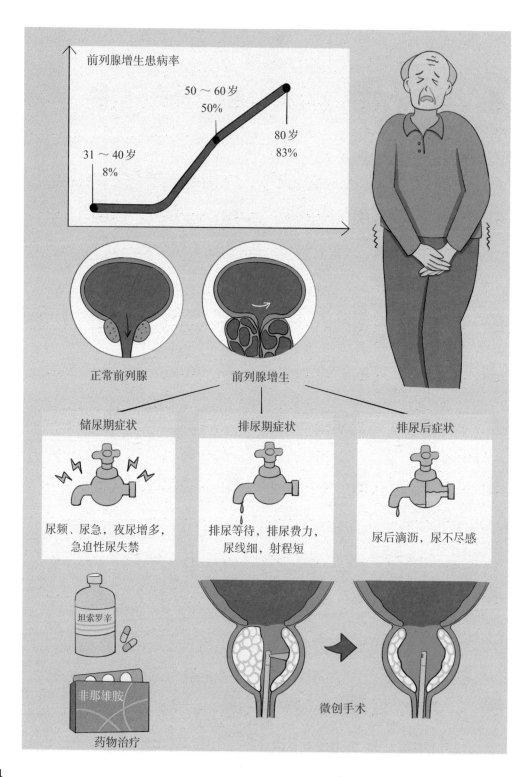

前列腺增生患病率

31 ～ 40 岁
8%

50 ～ 60 岁
50%

80 岁
83%

正常前列腺

前列腺增生

储尿期症状

排尿期症状

排尿后症状

尿频、尿急，夜尿增多，
急迫性尿失禁

排尿等待，排尿费力，
尿线细，射程短

尿后滴沥，尿不尽感

坦索罗辛

非那雄胺

药物治疗

微创手术

2个基本条件是绝大多数男性都无法避免的。首先一个就是功能性睾丸的存在。意思就是男性只要睾丸功能没问题、雄激素分泌正常，很大概率前列腺会"肥大"。但是很少有男性在40岁以前出现前列腺增生的症状，那是因为另一个基本条件就是年龄增长。前列腺增生的发病率随年龄增加而增加，多在50岁以后出现临床症状。

## 没有症状无须治疗

也有一部分前列腺增生的患者并没有任何的排尿不适，只是体检时通过直肠指诊或超声检查才发现前列腺"肥大"了。此时，他们增生的前列腺组织并没有压迫尿道进而产生临床症状。可以认为这些患者的前列腺只是处于一种增生状态，还没有构成一种疾病，因此没有必要进行治疗。

那些产生临床症状的前列腺增生则不一样了，虽然它是一种良性疾病，不会立刻威胁患者的生命，但是由它造成的排尿不适，却会给患者的生活造成极大的困扰。长期重度的前列腺增生还可能导致一系列并发症，严重危害男性的健康，甚至危及生命。

用一句话概括就是：增生大小不是事，关键还得看症状！

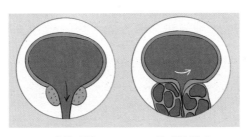

正常前列腺　　　　前列腺增生

### 夜尿增多最早出现

那么，如何知道自己的前列腺需要治疗？先来看看下面的症状你都有没有。

作为引起中老年男性排尿障碍的最常见原因，前列腺增生的典型表现是逐渐加重的排尿困难。具体来说，其临床症状可分为储尿期症状、排尿期症状和排尿后症状3类。

 **前列腺增生的表现可分为3大类**

储尿期症状：尿频、尿急，夜尿增多，急迫性尿失禁。

排尿期症状：排尿等待，排尿费力，尿线细，射程短。

排尿后症状：尿后滴沥，尿不尽感。

许多患者早期仅仅是尿频或夜尿增多，逐渐出现排尿等待、排尿无力，尿流变细分叉，最后会排尿淋漓不尽。

如果症状未引起足够重视，任由前列腺增生持续进展，当排

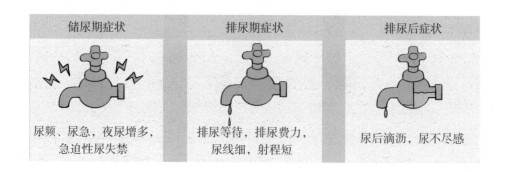

| 储尿期症状 | 排尿期症状 | 排尿后症状 |
| --- | --- | --- |
| 尿频、尿急，夜尿增多，急迫性尿失禁 | 排尿等待，排尿费力，尿线细，射程短 | 尿后滴沥，尿不尽感 |

尿梗阻加重到一定程度时，可导致膀胱逼尿肌收缩力减弱，膀胱过度充盈导致上尿路反流积水而损害肾脏功能。

此外，前列腺增生梗阻较严重的患者可因受凉、饮酒、喝咖啡和浓茶、憋尿时间过长或感染等原因，导致尿液无法排出而发生急性尿潴留。前列腺增生导致的夜尿增多，频繁起夜，还大大增加了老年人心脑血管疾病急性发作的概率。

## 借助评分表评估症状

为了让前列腺增生患者更好地评估自己的病情，同时也能让医生更加客观地了解患者被前列腺增生困扰的严重程度，患者可以参照国际前列腺症状评分表（IPSS）给前列腺健康情况评分（表2）。

表2　国际前列腺症状评分表（IPSS）

| 在过去1个月里，您是否有以下症状 | 从不 | < 1/5 | < 1/2 | ≈ 1/2 | > 1/2 | 总是 |
|---|---|---|---|---|---|---|
| 是否经常有尿不尽感 | 0 | 1 | 2 | 3 | 4 | 5 |
| 两次排尿间隔是否经常短于2小时 | 0 | 1 | 2 | 3 | 4 | 5 |
| 是否经常有间断性排尿 | 0 | 1 | 2 | 3 | 4 | 5 |
| 是否经常有憋尿困难 | 0 | 1 | 2 | 3 | 4 | 5 |
| 是否经常有尿线变细现象 | 0 | 1 | 2 | 3 | 4 | 5 |
| 是否经常需要用力及使劲才能开始排尿 | 0 | 1 | 2 | 3 | 4 | 5 |
| | 从不 | 1次 | 2次 | 3次 | 4次 | 5次 |
| 从入睡到次日早起一般需要起来排尿几次 | 0 | 1 | 2 | 3 | 4 | 5 |

方法很简单，只需将以上表格中的7个问题得分相加，即是前列腺症状评分。其中，评分1～7分为轻度；8～19分为中度；20～35分为重度。

前列腺症状评分低于或等于7分，生活质量未受到明显影响的患者可以采用期待疗法。这并不等于放任自流，患者需要接受定期随访，并接受健康教育、生活方式以及合并用药指导等。当前列腺症状评分高于8分，生活质量受到显著影响时，就应当接受必要的药物或者手术治疗了。

## 有症状先药物治疗

为了解决前列腺"老年发福"这一问题，医生们为前列腺"量腺"打造了数款"减肥"秘籍。其一是药物治疗，治疗前列腺增生的药物可以分为两大类。

一是能够放松膀胱括约肌，打开泌尿道"水龙头"的坦索罗辛类药物。其作用机制就是阻断膀胱颈部及前列腺中的 α1 肾上腺素受体，松弛括约肌，从而改善因前列腺"长胖"导致的排尿困难等症状。

二是能够缩小前列腺体积的非那雄胺类药物。正如前面所介绍的，年龄增长和体内雄激素是导致前列腺增生发病的2个基本条件。而5α还原酶抑制剂非那雄胺可以抑制睾酮转化成双氢睾酮（即有活性的雄激素），以实现让"长胖"的前列腺成功瘦身。

## 微创手术打通尿路

出现哪些情况就需要接受手术治疗呢？一句话，凡是药物治不了的就需要通过手术来治。

 前列腺增生患者出现以下情况需要尽早手术治疗

（1）反复尿潴留，试拔导尿管后不能再次排尿。

（2）反复血尿，非那雄胺类药物治疗无效。

（3）反复泌尿系统感染，或形成膀胱结石。

（4）引起继发性肾积水，肾功能受损。

（5）合并有腹股沟疝、严重的痔疮或脱肛的患者。

　　由于前列腺增生的症状正是由于从前列腺中间穿过的部分尿道受压所致，这就恰好给手术治疗提供了绝佳的入路。目前，前列腺增生的手术治疗多采用经尿道微创手术。手术过程就好比是剥橘子，只是在剥出果肉的同时，必须完整地保留下果皮。至于用什么工具来"剥果肉"，那就是八仙过海、各显神通了，有经典的电切，还有等离子、纽扣电极以及各类激光剜除。

　　近年来，外科医生们在不断探索着利用物理能量来消融增生的前列腺组织，避免了手术可能造成的潜在并发症。相信未来的前列腺增生治疗将更加微创、更加安全、更加便捷。

# 14. 体检前列腺特异性抗原高，我的前列腺怎么了

70岁的李大爷在一名年轻小伙的陪同下来到泌尿外科门诊。李大爷一坐下，小伙就说："医生，你说奇怪不奇怪，我爷爷在社区体检查出来前列腺特异性抗原（PSA）高，建议我们来泌尿外科看。巧的是，我前天入职体检也查了这个指标，好像也高了，请您一起给看下。"

说着递过来了两张化验单，先看爷爷的结果：tPSA和fPSA都出现异常升高，fPSA/tPSA比值则低于正常值。再看孙子的结果：tPSA正常而fPSA升高，fPSA/tPSA比值在正常范围内。

看完报告，我告诉这位小伙他的结果完全正常，而他爷爷的报告确实有问题，需要进一步的检查。

这里提到的PSA是什么？为什么还有t开头和f开头之分呢？为什么爷爷有问题而孙子却是正常的呢？下面就为您一一解答。

## 早期诊断的法宝

前列腺特异性抗原（prostate specific antigen，PSA），是一种只有前列腺才有的蛋白，具有器官特异性。它主要由前列腺腺管上皮细胞产生，正常情况下直接分泌入精液，发挥使凝固的精液恢复液体状态的作用，对受精的生理过程具有非常重要意义。

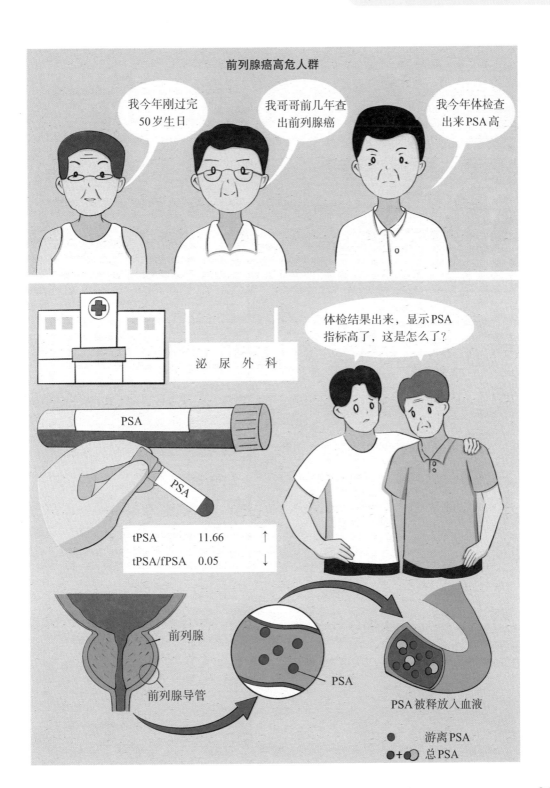

前列腺癌高危人群

我今年刚过完50岁生日

我哥哥前几年查出前列腺癌

我今年体检查出来PSA高

泌尿外科

PSA

PSA

体检结果出来，显示PSA指标高了，这是怎么了？

| tPSA | 11.66 | ↑ |
| tPSA/fPSA | 0.05 | ↓ |

前列腺

前列腺导管

PSA

PSA被释放入血液

游离PSA

总PSA

在正常情况下血液里的前列腺特异性抗原含量极少，这是因为前列腺上皮细胞与血管之间存在一层致密的基底膜，几乎没有前列腺特异性抗原能够进入人体的血液。而当前列腺长了癌，肿瘤细胞就会不同程度地破坏这层基底膜，从而使前列腺特异性抗原进入血液内。由于前列腺管腔内的前列腺特异性抗原含量是血液中的100万倍，一点点的泄漏就会使血清中的前列腺特异性抗原浓度发生很大变化。

前列腺特异性抗原作为目前最为敏感的前列腺癌肿瘤标志物，使很多患者前列腺癌的诊断提早了5～8年，从而在病程的早期就获得了有效治疗。而进行前列腺特异性抗原检查也十分方便，只需抽2毫升血就可以搞定，检查前无须禁食水。

### 三个指标怎么看

前列腺特异性抗原是前列腺组织特异的，而非前列腺癌特异的。引起前列腺特异性抗原升高的因素除了恶性肿瘤外，还包括良性前列腺增生、前列腺炎、尿路感染、留置尿管等因素，还有部分人群的生理数值就是略高于我们设定的正常值参考范围。

医学上将前列腺特异性抗原小于4 ng/mL设定为男性血清前列腺特异性抗原的正常值参考范围。当前列腺特异性抗原大于10 ng/mL时，约50%的患者最终会被确诊为前列腺癌。但当前列腺特异性抗原在4～10 ng/mL时，它的癌症"预警"作用就不那么准确了，在此范围内的患者仅约25%最终会被诊断为前列腺癌。

因此，4～10 ng/mL被称为前列腺特异性抗原的灰区，其意义是指当前列腺特异性抗原在这一范围内时，医生很难判断患者是否患有前列腺癌。此时如果放松警惕，很可能会漏诊一部分前列腺癌患者；而如果本着"宁可信其有，不可信其无"的态度，又会给许多患者增加不必要的昂贵检查和心理负担。为了使前列腺特异性抗原检查在灰区能够更加精确地反映真实情况，科学家发现可以根据前列腺特异性抗原的不同亚型来提高诊断的准确性。

在很多体检报告的前列腺特异性抗原检查结果一栏，可以看到3个不同的指标：tPSA、fPSA 和 fPSA/tPSA 比值。这是因为在血液中，前列腺特异性抗原既可以是不被结合的游离形式，也可以与其他血清蛋白相结合。而 tPSA 表示的就是血清总前列腺特异性抗原，fPSA 指的是在血浆中不被结合的游离前列腺特异性抗原。科学研究表明，在各种原因引起的前列腺特异性抗原升高中，fPSA 浓度在癌症患者中明显低于良性增生患者。因此，在患者的前列腺特异性抗原处于灰区时，常用 fPSA/tPSA 比值来辅助鉴别前列腺癌和良性前列腺疾病，比值 < 0.15 时考虑前列腺癌的可能性更高。

再看一下前文中爷孙俩的前列腺特异性抗原报告，爷爷的tPSA 已经大于 10 ng/mL，前列腺癌的可能性较大，因此必须接受进一步的检查。而孙子的 tPSA 在正常范围内，此时就算 fPSA 高于正常参考值也没有诊断意义。而且对于年轻男性，一般不推荐在体检时进行前列腺特异性抗原检查，因为他们患前列腺癌的概率实在是太低了。

## 高危人群要筛查

对于那些罹患前列腺癌的高危人群，建议每年至少进行1次前列腺特异性抗原检查。

**满足以下任何一条，就属于前列腺癌高危人群**

（1）年龄大于50岁的男性。

（2）年龄大于45岁且有前列腺癌家族史的男性，有一位直系亲属（父亲或兄弟）患有前列腺癌将增加1倍以上的患前列腺癌风险。

（3）年龄在40～45岁的男性，既往体检发现前列腺特异性抗原大于1 ng/mL。

由于前列腺癌在早期没有典型症状，因此被称为男性健康的"沉默杀手"。当疾病发展到一定程度后，才会出现尿频、尿急、血尿、排尿困难等症状，但又容易与良性前列腺增生混淆，常常被大家忽略。如果肿瘤转移到骨骼，出现疼痛时再来就诊，疾病已处于晚期了。想要早期发现前列腺癌，就需要对上述高危人群进行定期体检筛查前列腺特异性抗原。

## 指标高了怎么办

如若是初次检查发现前列腺特异性抗原略偏高，通常医生会建议口服抗生素治疗1～2周后再次复查。如果它呈下降趋势，则炎症的可能性大；如果不降反升，则前列腺癌不能排除，需要配合医生进行进一步的检查了。

如若是前列腺特异性抗原增高明显，或是治疗后并未下降，那就需要进一步完善经直肠超声、多参数磁共振等检查。如果多个检查结果均高度怀疑前列腺癌的话，那就需要进行前列腺穿刺活检，这是目前确诊前列腺癌的唯一方法。一旦穿刺病理报告为前列腺癌，就需要针对前列腺癌进行治疗了。

# 15. 前列腺癌，男性健康的"沉默杀手"

60岁的老王满脸愁容地走进了泌尿外科的诊室，说道："医生，我这刚确诊前列腺癌，就到处找人打听，也查了不少资料，想知道到底该如何治，结果却是一头雾水。手术、放疗、打针、吃药……到底哪种方法才能治我的病？"

我仔细分析了他的检查报告。首先，一个月前体检发现血清前列腺特异抗原（PSA）升高，数值为8.1 ng/mL。前列腺多参数磁共振进一步发现前列腺左侧外周带有一个可疑结节。随后，老王接受了前列腺穿刺活检，病理报告证实为前列腺癌，代表肿瘤恶性程度的Gleason评分为3+3=6分。全身骨扫描检查未见转移病灶。

放下报告，我和老王说道："你的前列腺癌属于早期，建议选择保神经的机器人前列腺癌根治手术。"

## 发病率快速增长

前列腺癌常常被称作是老年男性的"沉默杀手"，这是因为在世界范围内，前列腺癌发病率已在男性所有恶性肿瘤中位居第二，仅次于肺癌。在我国，随着饮食习惯和生活方式的改变，前列腺癌已经成为近10年来我国发病率增速最快的男性恶性肿瘤，以上海地区为例，20年间前列腺癌发病率增长了10余倍。

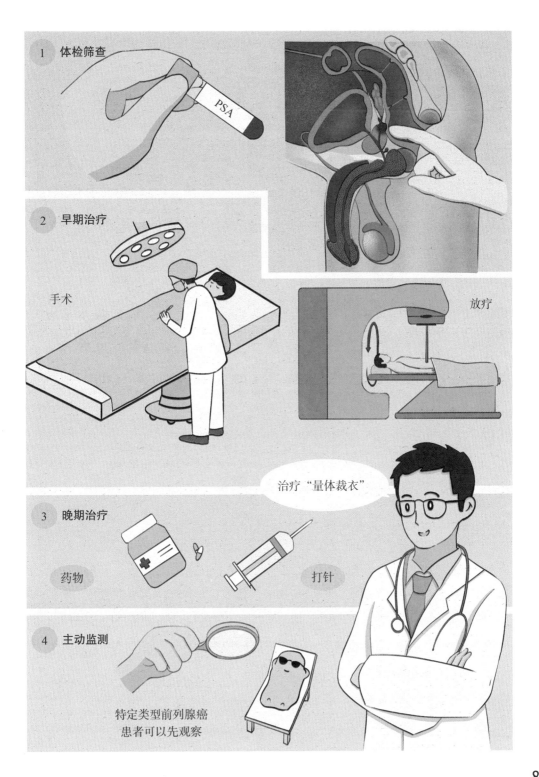

我国前列腺癌发病率的快速增长主要和以下因素密切相关。

### 因素 1. 年龄

我国人均预期寿命已经达到了 77 岁,社会老龄化趋势愈发显著,而前列腺癌作为男性健康的"沉默杀手",好发于 60 岁以上男性。

### 因素 2. 筛查

随着人们健康意识的提高,主动定期体检,从而发现了很多尚未出现临床症状的前列腺癌。

### 因素 3. 饮食

我国居民的饮食习惯逐渐西化,香肠、培根、黄油等高脂高蛋白食物比重增加,容易诱发前列腺癌。

## 晚期患者比例高

前列腺癌在欧美国家的发病率虽显著高于我国,但患者发现时多为早期。要知道,像上面提到的老王所患的临床局限性前列腺癌通过根治性手术或放疗,其 5 年生存率接近 100%。

然而,我国的前列腺癌患者在确诊时大多已属晚期,出现了远处脏器或全身骨转移,只有不到 1/3 的患者在早期被发现。这一现象直接造成我国前列腺癌患者的总体预后要差于西方国家。2022 年最新发布的中国恶性肿瘤流行情况分析报告显示,我国前列腺癌的 5 年生存率为 66.4%,远低于美国等发达国家 99.5% 的生存率。

概括一下我国的前列腺癌发病特点，就是"增速迅猛、城市高发、晚期占多"。

## 早期发现靠筛查

由于早期局限性前列腺癌大多没有明显的症状或征兆，往往很难发现。而当肿瘤灶增大到足以引起血尿、排尿困难，或是转移到骨头引起疼痛时，病情已到了晚期，治疗效果往往不理想。因此，一般推荐对 50 岁以上的男性每年都要进行一次前列腺癌的筛查。

前列腺癌的筛查都有哪些项目？是不是特别复杂呢？目前，前列腺癌早发现不可少的筛查方法主要有以下 2 个。

### 方法 1. 直肠指诊

大多数前列腺癌起源于前列腺的外周带，因而医生可以通过直肠指诊这一简单的查体直接了解前列腺表面的情况，如果发现前列腺有结节或质地硬，就需要进一步完善其他检查。

### 方法 2. 前列腺特异性抗原检查

通过上一篇内容的介绍，对前列腺特异性抗原（PSA）一定不再陌生了。当前列腺组织发生癌变时，大量的前列腺特异性抗原进入人体血液循环，从而使血液中的前列腺特异性抗原水平升高而被检测出来。因此，通过抽血化验检测血清前列腺特异性抗原水平就可以初步判断是否患有前列腺癌。

**不同前列腺特异性抗原值的诊断意义**

（1）前列腺特异性抗原值小于 4 ng/mL 为正常值。

（2）前列腺特异性抗原值在 4 ～ 10 ng/mL 属于灰区，发生前列腺癌的可能性低于 1/4，需要进一步参考游离 PSA、PSA 变化速率等前列腺特异性抗原相关参数。

（3）前列腺特异性抗原值大于 10 ng/mL，高度怀疑前列腺癌的可能，建议进一步完善其他检查。

这些筛查方法都只能从高危人群中发现可能罹患前列腺癌者，并不能作为确诊前列腺癌的最终依据。由于病理检查报告才是诊断恶性肿瘤的金标准。因此，对于前列腺癌来说，当然也只有通过前列腺穿刺获取肿瘤组织标本后才能最终确诊。

具体操作方法：① 磁共振检查发现可疑病灶，穿刺时在超声引导下对病灶进行点对点的靶向穿刺；② 前列腺特异性抗原异常但影像学上未发现可疑病灶，穿刺时会将前列腺按部位平均分为 12 个区，每个区内均进行穿刺取材的系统穿刺。为了提高穿刺命中率，很多时候医生会同时使用这两种穿刺方法。

### 选择最佳治疗方法

很多患者都像前文提到的老王一样，在得知自己确诊前列腺癌之后，通过各种途径打听到在前列腺癌病友中有手术的，有放疗的，还有只吃药和打针的。

　　的确，前列腺癌的治疗方法很多，医生会通过对患者的预期寿命、全身状况、肿瘤恶性程度和临床分期等多方面因素进行综合评估后选择最佳的治疗方法。

　　对于早期的前列腺癌，通过根治手术将前列腺切除以后，患者10年的生存率可达90%以上。但手术有可能会导致尿失禁和勃起障碍，而越来越普及的机器人手术可以在切除肿瘤的同时尽可能地保留前列腺周围神经，将手术对患者生活质量的影响降到最低。如果患者的身体状况难以接受手术，那么还可以选择根治性放疗。研究表明，在5年以内，放疗和手术对早期前列腺癌的治疗效果是相似的。

　　对于晚期前列腺癌，医生还可以针对前列腺癌赖以生存的"营养"雄激素采用打针和吃药的方法，最大限度地降低其在人体内的含量。虽然这种方法不能治愈前列腺癌，但可以显著延缓肿瘤的进展。

## "懒癌"可以先观察

　　有意思的是，有一部分前列腺癌属于比较"懒"的癌。统计显示，前列腺癌的发病率和死亡率之间有很大的差异，"患癌"并不意味着"死亡"。

　　部分早期前列腺癌恶性程度很低、进展缓慢，对患者的生命威胁小，死亡风险低。这部分患者即便不给予任何治疗，通过定期进行"主动监测"，也能实现长期与肿瘤和平共处。需要特别说明的是，该方法并只适用于特定类型的前列腺癌患者。

**下列前列腺癌患者可选择主动监测**

（1）极低危患者，前列腺特异性抗原＜ 10 ng/mL，Gleason 评分≤6，阳性活检数≤3，每条穿刺标本的肿瘤≤50% 的临床T1c–2a期肿瘤。

（2）临床T1a期肿瘤，分化良好或中等，预期寿命＞10年的 较年轻患者，此类患者要密切随访血液中的前列腺特异 性抗原，经直肠超声和前列腺活检。

（3）临床T1b ～ T2b期肿瘤，分化良好或中等，预期寿命 ＜10年的无症状患者。

切记，主动监测不是消极等待，更不是高枕无忧，而是对肿瘤情况进行密切观察。前2年每3个月复查血液中的前列腺特异性抗原和直肠指诊，2年后可每6个月复查一次，当发现肿瘤进展时再予以治疗。

# 第 4 章

## 泌尿系统肿瘤的防治知识

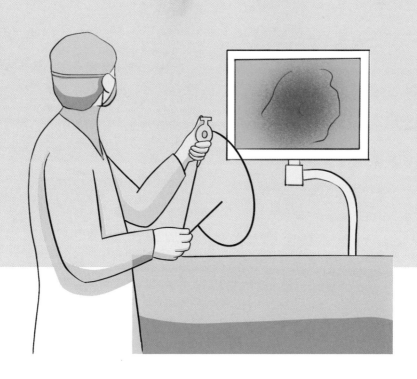

# 16. 得了肾脏肿瘤，还能保肾吗

45岁的陈先生前两天不小心扭伤了腰，躺了两天不见好，到医院做了一个腰椎磁共振检查，结果是L4/5椎间盘轻度突出，另见右肾稍低密度团块。随后，他又进一步做了增强肾脏CT检查，结果提示是右肾肿瘤，直径1.6 cm，肾癌可能性大。

这可把陈先生吓坏了，平时没任何不舒服，怎么肾脏突然就长了个肿瘤呢？自己是家里的顶梁柱，要手术的话肾脏还能保得住吗？

其实，类似陈先生这样的经历并不少见。很多患者的肾癌都是在健康体检或是因其他疾病就诊检查时被偶然发现的。值得庆幸的是，越来越多的肾癌患者也可以像陈先生一样接受微创保肾手术，只需要几个钥匙孔大小的切口就可以在"拆除"肿瘤的同时保留肾脏。

## 吸烟和肥胖要当心

提起癌症，大家最常会想到的便是肺癌、肠癌、甲状腺癌等，对肾癌通常没什么印象，有些人甚至会将肾癌与尿毒症相混淆。

肾细胞癌（简称肾癌）是发生于肾实质的肿瘤，作为泌尿系统中最常见的肿瘤之一，占成人恶性肿瘤的2%～3%。在过去20年间，肾癌的发病率以平均每年6.5%的速度增长，且有一定年轻

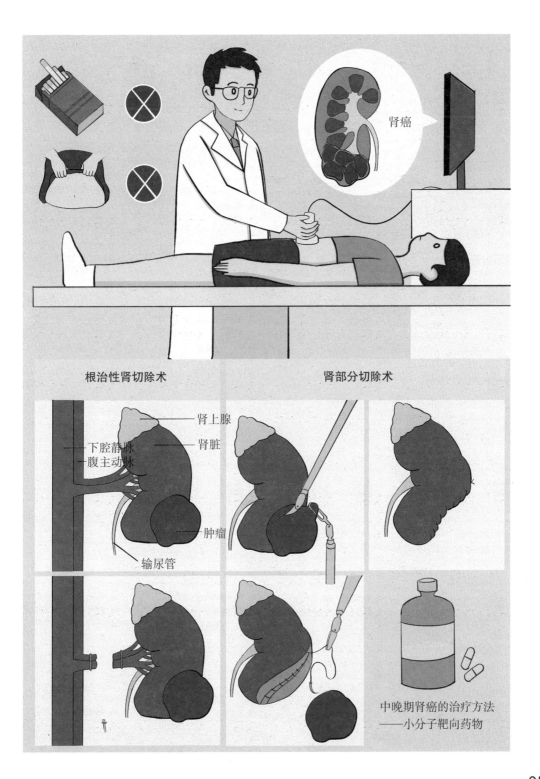

根治性肾切除术

肾部分切除术

肾上腺

下腔静脉
腹主动脉

肾脏

肿瘤

输尿管

肾癌

中晚期肾癌的治疗方法
——小分子靶向药物

化的趋势。肾癌的高发年龄段为50～70岁，但也有越来越多的肾癌发生于30岁以下的年轻人，这可能与生活方式的改变和健康体检的普及密切相关。

大多数时候，肾癌的病因都难以确定。但可以肯定的是，长期吸烟、过度肥胖、高血压病均是肾癌发病的危险因素。此外，某些病例还有一定的遗传因素。

### 体检超声早发现

肾脏在人体内的位置相对隐蔽，早期肾癌大多没有任何症状，部分患者所谓的腰痛腰酸可能为心理因素或骨骼、肌肉病变所致，与肾癌本身无关。如果出现肿瘤引发的腰痛、血尿或腹部肿块时，往往已为肾癌中晚期。

近年来，随着人们健康意识的逐步提高，大部分的肾脏肿瘤都是在健康体检或是因其他疾病就诊检查时无意中发现的。这也提醒我们，每年进行健康体检十分重要，特别是50岁以上、长期吸烟、有肾脏肿瘤家族史的人群。体检应包括泌尿系统超声，因为超声是筛查肾脏肿瘤最简便的方法，直径1～2厘米的小肾癌也能被发现。若超声发现"肾脏占位"，就需要进一步检查以明确诊断。

目前用于鉴别肾脏肿瘤性质的影像学检查手段较多，除超声外，还有CT、磁共振、核医学显影等，不同检查针对特定肿瘤的鉴别能力不同，各有侧重。如果是非典型表现的肾脏肿瘤，往往需要逐个完成多项影像学检查。患者切莫心急，应耐心地配合医生，只有诊断清楚了，才能制订正确的治疗方案。

## 手术机器人助保肾

外科手术切除是早期肾癌的首选治疗方法，主要可分为肾全切除术和肾部分切除术。

根治性肾切除术，是将病变一侧的肾脏整个切除。这种手术方式虽然彻底，但有1/4的患者在术后10年或20年后发生了肾功能不全，甚至尿毒症，需要依靠透析维持生命。因此，该方法目前主要用于肿瘤体积较大、位置与血管密切、肾静脉有癌栓形成等情况。

肾部分切除术，也就是我们常说的保肾手术，是一种切除肾脏肿瘤同时保留患侧肾脏的手术方式。乍一听，这不是最好的手术方式嘛，但其手术难度和患者所要承担的出血等风险要大于根治性肾切除术。

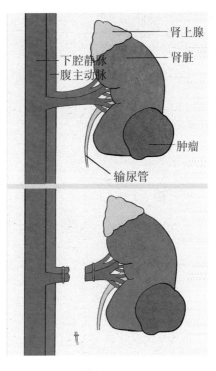

根治性肾切除术

对于早期肾癌，临床上越来越趋于保肾手术治疗。有人担心肾部分切除手术无法将肿瘤切干净，若肿瘤残留、复发，岂不"得不偿失"？其实，这种过分担忧大可不必。目前的研究证据显示，就控制早期肾癌的效果而言，保肾手术与肾全切除手术相当。

传统的肾部分切除手术，也就是人们常说的"开大刀"，医生需要在患者的腰间开一道15厘米长的口子，并截断部分肋骨，方

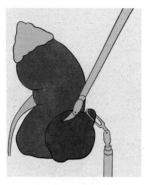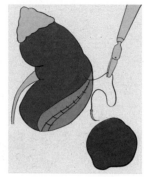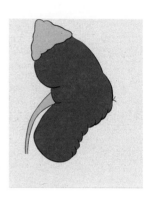

肾部分切除术

能进行手术操作，创伤大，患者术后恢复也慢。近年来，这种开放手术逐渐被腹腔镜微创手术所取代，只需要3～5个钥匙孔般大小的切口，腰部肌肉离断少，术中出血少，患者恢复也快，往往术后1～2天即可下地行走。

对于那些保肾难度非常大的手术，外科医生就需要借助一款名叫达·芬奇的手术机器人了。如果将普通腹腔镜看作是一个脑袋、两只手的普通人的话，那么，达·芬奇机器人就是有三头六臂的孙悟空。对于像肾部分切除术这类需要在切除病变的同时重建器官的手术，达·芬奇机器人的优势非常明显，它的独门秘籍包括：放大3～10倍的三维高清手术视野，使外科医生有"身临其境"般的感觉，看得更清楚；拥有7个自由度、可270°旋转的机器手臂，可以实现"指哪打哪"的精细化操作；滤除人手的生理性震颤，兼具稳定性及精确度，使外科医生在狭小腹部空间的手术动作"稳如泰山"。

## 综合治疗延生存

大多数早期肾癌可以通过手术切除治愈，那么对于中晚期肾癌又有哪些治疗方法可供选择呢？需要特别指出的是，有别于其他肿瘤，肾癌对放疗和化疗均不敏感。幸运的是，小分子靶向药物和免疫检查点抑制药物的问世，为晚期肾癌患者带来了希望。

如果将传统放化疗比作"万箭齐发、狂轰滥炸"，那么靶向治疗就是"精确制导，定点清除"。目前，治疗肾癌的一线靶向药物主要有舒尼替尼和索拉非尼等，其主要作用机制是通过靶向抑制肿瘤血管生成和肿瘤细胞生长，多途径杀死肿瘤细胞。免疫治疗的原理，简而言之就是"激发卫兵，专攻肿瘤"，通过重新激活人体自身的抗肿瘤免疫系统，进而杀伤肿瘤细胞。

对于晚期肾癌患者应该因人施策。涵盖外科手术、靶向治疗、免疫治疗、综合放化疗在内的精准综合治疗，可以最大限度地延缓肿瘤生长，延长患者的生存期，提高其生活质量。

# 17. 尿血仅仅是泌尿系统感染吗

一位看着有60多岁的大妈手里拿着装满血性液体的尿检瓶子走进了泌尿外科的诊室。

大妈面带疑惑地说自己尿血有1周了，起初为淡红色，血尿次数不多，排尿也不疼。以为是尿路感染又犯了，自己在家口服了"消炎药"，加上大量饮水后血尿减轻。但淡红色的血尿仍间歇出现。今天小便突然呈鲜红色，还伴有血凝块，这让大妈害怕起来，决定还是来医院看一看。

对于这种无痛性肉眼血尿，我马上想到了泌尿系统肿瘤的可能。二话不说，赶紧申请了最简单迅速的泌尿系统超声检查，半个小时后结果就出来了。果不其然，超声报告上写着："膀胱左侧壁见1.2厘米新生物，考虑膀胱肿瘤可能性大。"

## 吸烟、染发风险高

如果把泌尿系统看作是人体的"下水管道"的话，那么膀胱就是临时的"废水蓄积池"。池子内壁刷有一层"防水涂料"，医学名词称为尿路上皮细胞，而来源于膀胱尿路上皮细胞的恶性肿瘤就是膀胱癌了。

根据最新的全球癌症发病率数据，有一个有意思的现象：尽管膀胱癌的发病率在所有人群中排在第十位，但在男性新发肿瘤中则位列第六位，在女性中却排在十名开外。

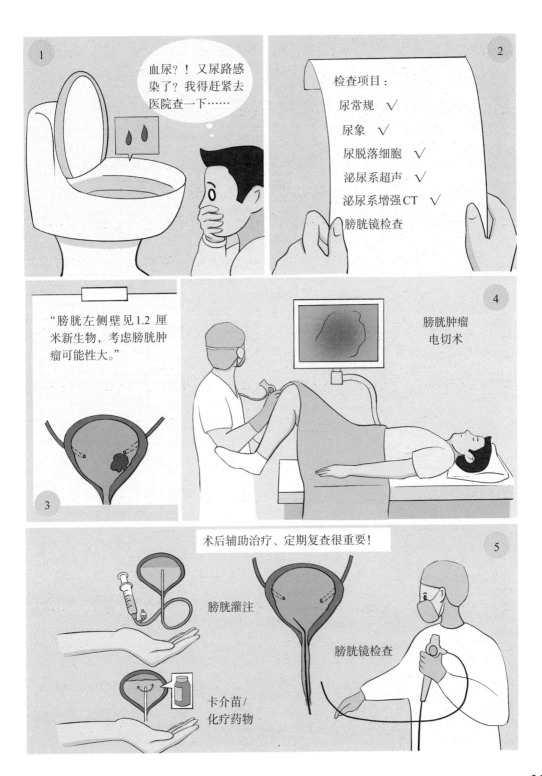

这就是膀胱癌的疾病特点之一：患者群"重男轻女"，男性膀胱癌发生率约为女性的3～4倍。如此大的差异很可能与男性体内丰富的雄性激素、更多的不良生活习惯及职业环境暴露有关。如果说体内的激素很难去干预，但是尽可能地规避以下不良生活习惯，并做好职业环境暴露的防护在日常生活中还是可以做到的。

 **膀胱癌发生的危险因素**

（1）吸烟：这是目前最为肯定的致病危险因素，30%～50%的膀胱癌由吸烟引起，患病危险率与吸烟强度和时间成正比。

（2）长期接触化工品：约20%的膀胱癌由职业因素引起，包括从事纺织、橡胶、皮革、染料和印刷行业等。

（3）其他可能的致病因素：慢性泌尿系感染、滥用含有非那西汀的止痛药，饮用砷含量高的水及长期染发等。

### 无痛血尿要当心

膀胱癌早期的主要症状可以概括为血尿和膀胱刺激征，其中约有90%以上的膀胱癌患者首发表现就是间歇性无痛全程肉眼血尿。

何为间歇？血尿可能仅出现一次或间隔数日复现，可自行减轻或停止。

何为无痛？就是排尿时不伴有任何疼痛。

何为全程？就是一泡尿从头到尾都是红色。

有时患者自行服药与血尿自止刚好碰上，给人造成不碍事的错觉；有时尿液颜色看不出异常，仅仅是在体检时化验尿常规发现了镜下血尿。

需要特别指出的是，并非所有的膀胱癌都会出现血尿，有10%的膀胱癌患者可首先出现膀胱刺激征，表现为尿频、尿急和尿痛，而无明显的肉眼血尿。因此每年体检老老实实憋尿之后做个泌尿系统超声和尿常规检查是必不可少的。

当然，血尿的发生也并不意味着就是膀胱癌。像泌尿系统感染、结石、畸形，前列腺增生，急慢性肾炎，血液系统疾病等均可表现为血尿。此外，还有一部分的尿液变红并非是真正的血尿，而是吃了富含花青素的水果，过多的花青素会随着尿液排出而显现红色，最常见的就是红心火龙果。不过可以放心的是，这种情况不会对健康造成影响。

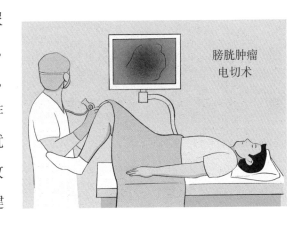

膀胱肿瘤
电切术

因血尿就诊的患者，医生会根据患者的病情开具进一步的检查，包括无创的尿常规、尿象、尿脱落细胞、泌尿系统超声、泌尿系统增强CT，以及膀胱镜检查等。

## 电切术后易复发

一旦确诊了膀胱癌，泌尿外科医生首先就会判断它属于肌层浸润性还是非肌层浸润性膀胱癌，因为这决定了接下来的治疗方案。

看起来不厚的膀胱壁，其实由内向外可以分为黏膜层、黏膜下层、肌层和浆膜层共四层。肿瘤未突破肌层的称为非肌层浸润性膀胱癌，占到了所有病例的70%，可以通过经尿道的电切手术进行切除；而肿瘤一旦突破肌层则称为肌层浸润性膀胱癌，原则上就需要切除整个膀胱了。

经尿道的电切手术虽然在切除肿瘤的同时得以保留膀胱，但膀胱癌另一疾病特点就是复发率高。

据统计，电切术后5年内可有50%～70%的患者发生肿瘤复发；有些患者的治疗过程能够持续10年甚至更长时间。膀胱癌的复发还存在两个高峰期，一个是术后半年（100～200天），再有就是术后2年（600天）。

虽然早期膀胱癌大多不会危及生命，但它的治疗费用却是最贵的。这是为什么呢？因为这些癌症易反复发作，患者往往需要长期复查，甚至是多次手术。

### 按时灌药和复查

面对膀胱癌"野火烧不尽，春风吹又生"的特点，如何才能减少术后肿瘤复发呢？

为了降低肿瘤复发概率，所有的非肌层浸润性膀胱癌均应进行术后辅助性膀胱灌注治疗。膀胱灌注治疗分为膀胱灌注化疗药物或免疫制剂两大类，化疗药物不陌生，可免疫制剂指的是什么药呢？

这里的免疫制剂就是卡介苗。没错！正是用于预防结核病的减毒活疫苗。其原理是通过激发人体自身的免疫系统去杀灭肿瘤细胞，主要适用于高危患者。

除了针对所有患者的术后即刻灌注治疗（24小时内）之外，对于中高危患者还要求接受1年左右的维持灌注治疗。由于治疗周期较长，许多患者会出现主观上的松懈或是受客观条件限制而中断，导致肿瘤复发。因此，膀胱灌注治疗应尽可能做到"足量足程"。

除了坚持膀胱灌注治疗之外，膀胱癌电切术后的患者还必须定期接受膀胱镜检查，只有这样才能及时发现不幸复发的肿瘤。那么具体到每位患者，多久做一次膀胱镜检查合适呢？

所有患者在电切术后3个月时进行第一次膀胱镜检查，后续随访根据患者的复发风险而作区别。高危患者前2年内每3个月1次，第3年开始每半年1次，第5年开始每年1次直至终身。低危患者在术后1年时进行第二次检查，其后每年1次，直到满5年。中危患者的检查方案介于低危与高危患者之间，依据患者病情与意愿。随访复查过程必须"定时规范"，一旦出现肿瘤复发，上述膀胱镜检查方案就需要从头重新开始。

# 18. 胖脸不胖腿，都是肾上腺"惹的祸"

　　28岁的王女士近来发现自己的脸越来越圆，从细长的鹅蛋脸变成了小孩一样的满月脸，还特别爱长痘。食欲未见长可腰围却越来越粗，和以前的照片对比可以说是"胖"若两人。可奇怪的是，四肢却并没有变胖，反倒显得更加纤细，并伴有皮肤菲薄和紫纹出现。

　　她也尝试过各种减肥方法，可都没有成效，还出现了血压和血糖异常，连例假也变得越来越不规律。

　　王女士怀疑自己得了"内分泌失调"，便到内分泌科就诊，接受了腹部CT和血液激素检查。让她没想到的是，自己长胖都是肾上腺"惹的祸"，正是因为她的肾上腺上长了一个异常分泌糖皮质激素的肿瘤！查明原因后，她就被安排住进了泌尿外科的病房，准备做一个微创手术切除这个肾上腺肿瘤。

## 小器官大作用的肾上腺

　　为什么王女士莫名发胖，最后却被查出长了肿瘤？这到底是怎么一回事呢？

　　这就得从肾上腺这个你也许都没听说过的小腺体说起！虽然不如甲状腺那么出名，肾上腺同样是人体重要的内分泌器官。人体肾上腺有两个，从名字就可以知道，它们分别位于左、右两侧肾脏上方，右肾上腺呈三角形，左肾上腺为半月形，其平均"三

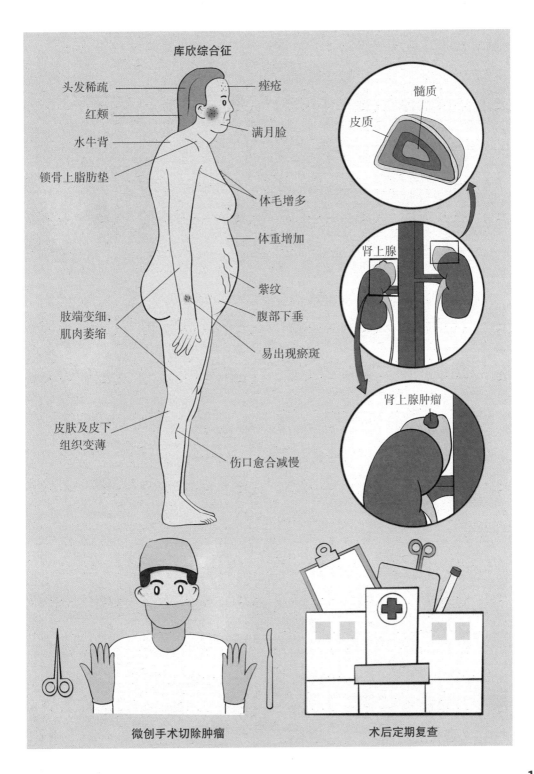

库欣综合征

头发稀疏

红颊

水牛背

锁骨上脂肪垫

痤疮

满月脸

体毛增多

体重增加

紫纹

腹部下垂

肢端变细，
肌肉萎缩

易出现瘀斑

皮肤及皮下
组织变薄

伤口愈合减慢

髓质

皮质

肾上腺

肾上腺肿瘤

微创手术切除肿瘤

术后定期复查

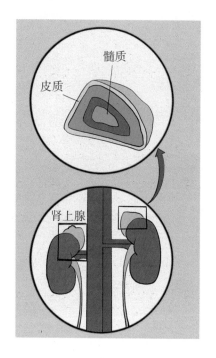

维"为 5.0×2.5×1.0 厘米，重量约 5～7 克。

腺体可分肾上腺皮质和髓质两部分，两者在发生、结构与功能上均不相同，实际上是2种内分泌腺。别看它是个不大的腺体，可是分泌着4种激素，管着心脏、血管、生殖系统等多个器官。

 **肾上腺皮质分泌其中3种激素**

（1）盐皮质激素（又称醛固酮），调节维持人体的水容量和电解质平衡。

（2）糖皮质激素（又称皮质醇），调节人体糖类、蛋白质和脂肪等营养物质的代谢。

（3）少量的性激素（包括雌激素和雄激素），调节人体生殖系统功能。

肾上腺髓质主要分泌儿茶酚胺类激素（包括肾上腺素、去甲肾上腺素、多巴胺），它们都是维持心脏血管正常工作和适应环境的必备激素。

一旦肾上腺的某一部分长了肿瘤，相应部位的激素就会过度分泌，即所谓功能性肾上腺肿瘤，引起一系列和体内激素过多相关的临床症状。由于各种激素的生理功能不尽相同，因此患者会表现出大相径庭的临床症状。而发生在胖脸不胖腿的王女士身上的各种异常表现，正是由于肾上腺肿瘤分泌大量糖皮质激素所导致的。

当然，有部分肾上腺肿瘤不分泌任何激素，常在体检时被意外发现，我们称之为肾上腺无功能腺瘤。

### 莫名长胖记得查皮质醇

皮质醇作为人体内极为重要的一类激素，除了具有调节人体糖、脂肪、蛋白质的生物合成和代谢的作用，还具备强大的抑制免疫应答能力，可以用于临床上抗炎、抗过敏、抗休克等治疗。但要注意的是，长期大剂量应用皮质醇激素治疗会给患者带来与皮质醇增多症表现相类似的不良反应。

肾上腺肿瘤导致的皮质醇增多症，多发生于 20 ～ 45 岁，男女发病率之比约为 1 ∶ 3。辨别典型的皮质醇增多症患者其实很容易，因为异常分泌的皮质醇长期作用于人体后会造成极具特征性的外形改变。

 **皮质醇增多可影响人体多系统**

（1）向心性肥胖，躯干肥而四肢瘦。

（2）满月脸，面如满月且红润多脂。

（3）水牛背，颈后部凸起、背部脂肪明显增厚。

（4）紫纹，多见于腹壁、大腿内外侧、臀部的皮肤，表现为形状不一、两头尖中间宽、呈梭形的紫色条纹。

（5）性功能减退，男性表现为阳痿、睾丸变软，女性表现为月经减少、闭经、不育、多毛。

（6）骨质疏松，表现为腰背痛、脊柱压缩性骨折，后期可因椎体塌陷而形成驼背。

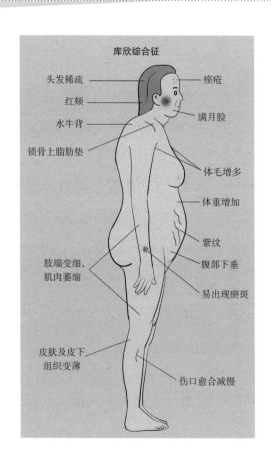

库欣综合征

头发稀疏

红颊

水牛背

锁骨上脂肪垫

肢端变细，肌肉萎缩

皮肤及皮下组织变薄

痤疮

满月脸

体毛增多

体重增加

紫纹

腹部下垂

易出现瘀斑

伤口愈合减慢

此外，若是抽血检查体内的皮质醇激素水平时，可以观察到患者的皮质醇指标远高于正常水平。而且正常人体内的皮质醇分泌节律应该为早上 8 点钟分泌水平最高，随后逐渐降低，到凌晨 2 点最低。但患者体内的皮质醇分泌几乎为一条直线，没有明显的节律性变化。

## 解除病痛得靠微创手术

随着人们定期体检的意识越来越高，以及胸腹部 CT 检查的逐渐增多，许多患者是先发现了肾上腺肿瘤，再去查是否有相关激素异常。那么，如果意外发现了一个肾上腺占位，到底需不需要处理呢？

其实，有研究发现因体检或其他疾病检查时意外发现的肾上腺肿瘤，大部分是无功能腺瘤，如果直径小于 3 厘米，影像学上无恶性迹象，只需每年随访即可。而对于有分泌功能，即激素检查有异常的，不论肿瘤大小均建议手术切除。还有就是肿瘤生长速度较快，年直径增长大于 1 厘米的，也建议手术切除。

如果可以明确增多的皮质醇激素就是来自肾上腺肿瘤，那么通过外科手术切除肿瘤是治愈疾病的最佳方式，而且大部分肿瘤都可以通过腹腔镜下的微创手术切除。需要注意的是，虽然肾上腺肿瘤大部分都是良性的，但术后的每年体检不可少哟，因为有 1/10 的患者对侧肾上腺也可能再长肿瘤！

# 19. 只需微创手术就能治愈的高血压

58岁的陈先生是位高血压"老病号",患病已有近十年,降压药换了又换,但血压仍然控制得不理想。最近一段时间,陈先生常感到四肢无力、胃口很差,他一度怀疑自己是不是"中风"了,因此住进了神经内科的病房。

住院之后监测了好几次血压都波动在160/100 mmHg上下,确实偏高了。这时候,抽血检查的结果也回来了,一看血钾只有2.8 mmol/L,远低于正常值的下限3.5 mmol/L;而肾上腺激素中的醛固酮水平升高,尤其是醛固酮与肾素比值远超正常值30,达到171之高。

进一步的腹部CT检查找到了陈先生高血压合并低血钾的"元凶",原来是左侧肾上腺长了一个2厘米的小肿瘤,它会异常分泌一种醛固酮的激素。病因查明后,陈先生很快就转入泌尿外科病房,接受了左侧肾上腺切除手术。

## 难治性高血压要当心

高血压作为一种常见的慢性疾病,需要长期服药控制。但有一部分高血压患者,其实是一直被误诊。也许有人会问,血压高不高,一测便知道,还有什么误诊不误诊?

这里所说的误诊病例,不是没有发现高血压,而是没有能够找出引发高血压的真正"元凶",以致高血压未能得到有效控

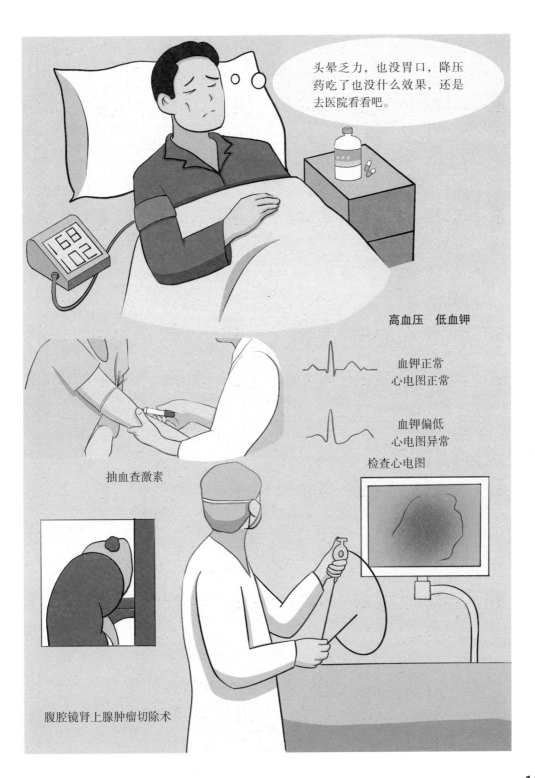

头晕乏力，也没胃口，降压药吃了也没什么效果，还是去医院看看吧。

高血压　低血钾

血钾正常
心电图正常

血钾偏低
心电图异常

检查心电图

抽血查激素

腹腔镜肾上腺肿瘤切除术

113

制。其实高血压可以分为原发性高血压和继发性高血压，其中大部分病因不明的高血压均为原发性高血压，是需要终身服用降压药的。

而继发性高血压在找到原发病，去除病因后，升高的血压往往可以缓解甚至根治。此类高血压的发病率不容小觑，占到了所有高血压的15%，尤其是在年龄小于40岁的高血压患者中，继发性高血压的比例更是高达30%。而且许多继发性高血压在联合使用多种常规降压药物的情况下，血压仍然不能得到有效控制，绝对是高血压中的"顽固派"。

原发性醛固酮增多症是继发性高血压中最常见的一种疾病，在难治性高血压患者中其患病比例可达到1/4。它是由肾上腺这个内分泌器官异常分泌名叫醛固酮的一种激素所导致的。关于肾上腺这个体积虽小、作用却大的小腺体，大家可以参见上一篇的相关内容。如何发现这种可以被治愈的高血压，可以参考下面的自查方法。

 **符合下列任何一条者建议检查醛固酮激素**

（1）持续性高血压（＞150/100 mmHg）者；使用3种常规降压药（包括利尿剂）无法控制血压（＞140/90 mmHg）的患者；使用≥4种降压药才能控制血压（＜140/90 mmHg）的患者及新诊断的高血压患者。

（2）高血压合并自发性或利尿剂所致的低钾血症的患者。

（3）高血压合并肾上腺意外瘤的患者。

（4）早发性高血压家族史或早发（＜40岁）脑血管意外家族史的高血压患者。

（5）原发性醛固酮增多症患者中存在高血压的一级亲属。

（6）高血压合并阻塞性呼吸睡眠暂停的患者。

## 合并低血钾时最典型

在人体正常情况下，分泌多少醛固酮并不是肾上腺一个器官说了算的，而是受到上级中枢的精准调控，这个中枢就是肾脏！

肾脏除了产生尿液这一最主要的生理功能之外，还有着诸多"不显山露水"的隐藏技能。当人体的血压出现下降时，肾脏会做出反应而分泌一种肾素的生物酶入血，肾素通过一系列催化反应来促进肾上腺分泌醛固酮。而醛固酮又会反过来作用于肾脏，让其留住人体内的水分和钠离子，同时又让钾离子排出体外，最终将降低的血压重新升上来。这个系统就好比是肾脏和肾上腺协作联动，共同调节人体血压的跨器官合作组织。

一旦该系统受到某些疾病的影响，就譬如原发性醛固酮增多症，它是指肾上腺皮质病变导致自主性醛固酮分泌增多，这种不受抑制的异常醛固酮分泌会打破人体的正常水容量和电解质平衡，引发体内的水钠蓄积而大量排出钾，前者引发高血压，后者导致低血钾。

经典的临床表现为高血压，伴或不伴有低钾血症，实验室检查常提示血醛固酮水平增高和肾素水平降低。血压可以通过日常自我测量，但低钾血症会有哪些表现呢？

由于钾离子是人体维持神经肌肉兴奋性所必需的，因此低钾血症的表现可以概括为"瘫痪"和"麻痹"。

 **低钾血症的临床表现**

（1）四肢瘫痪：四肢肌肉软弱无力，双侧对称。

（2）胃肠罢工：肠蠕动减弱，食欲不振、恶心、便秘，甚至麻痹性肠梗阻。

（3）神经麻痹：精神倦怠、神志淡漠，嗜睡甚至昏迷。

（4）呼吸困难：呼吸肌瘫痪，引发呼吸困难甚至麻痹。

（5）心律失常：心悸，甚至出现室颤，心脏骤停。

### 采用微创手术治愈

原发性醛固酮增多症大多数由肾上腺皮质腺瘤引起，少数由肾上腺皮质癌或肾上腺增生引起。因此，当出现高血压伴低钾血症表现，或是检测发现血醛固酮水平异常时，必须进一步接受CT或磁共振检查来明确肾上腺是否存在病变。

原发性醛固酮增多症的治疗方法取决于具体病因：如为肾上腺肿瘤，应尽可能手术切除；良性的肾上腺腺瘤切除后，几乎所有患者的高血压和低血钾均能得到不同程度的改善，完全缓解者占 50% ～ 70%；但肾上腺皮质癌往往发展迅速，极易复发或转移。如为肾上腺增生，可通过服用醛固酮的竞争性抑制剂螺内酯（安体舒通）或依普利酮等药物进行治疗。

# 20. 血压忽高忽低，体内可能有个"不定时炸弹"

王先生今年才35岁，但是发现高血压已经有2年了，每天都按时服用多种降压药物，才将血压控制在还算正常的130/90 mmHg上下。

奇怪的是，每隔几个月王先生的血压就会突发性升高，最高血压可达到220/120 mmHg，还伴有头痛、心慌、出汗，甚至有时出现呼吸急促、四肢无力，但十几分钟到半个小时后就能自行缓解。这让他特别苦恼，决定到医院做个全面系统的检查。

在做了抽血化验和影像检查之后，终于发现了病因：王先生患上的是继发性血压，导致血压忽高忽低的"元凶"竟然是他的肾上腺上长了一个4 cm大小的嗜铬细胞瘤。正是由于这个肿瘤间歇性地释放一类称为儿茶酚胺的激素，导致年纪轻轻的王先生患上了恶性高血压。

## 生命激素变成"要命"炸弹

在前面两篇已经给大家介绍了肾上腺这个"不那么出名"的内分泌器官其实是由皮质和髓质两部分所组成的。皮质激素分泌异常会导致皮质醇增多症、原发性醛固酮增多症等疾病，那么，髓质激素（又称儿茶酚胺类激素）分泌异常会引发人体怎样的变化呢？

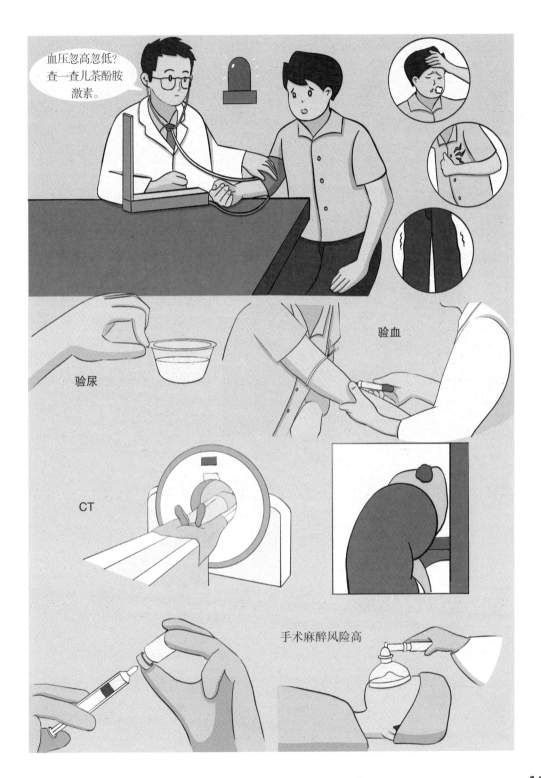

肾上腺髓质分泌的儿茶酚胺类激素可分为3大类：肾上腺素、去甲肾上腺素和多巴胺，它们都是调控心脏跳动、血管收缩、脏器血供的必备激素。既然是关乎性命的"生命激素"，那么它在人体内的水平应当得到精准调控，如果出现了异常增多，无异于是在人体里埋下了一颗"定时炸弹"。

儿茶酚胺类激素主要是由肾上腺髓质内的嗜铬细胞分泌而来。嗜铬细胞是一种大多角形细胞，胞浆内有大量大小不等、可被二铬酸钾染成棕黄色的囊泡，此反应叫嗜铬反应，故称之为嗜铬细胞。肾上腺嗜铬细胞瘤就是起源于这类细胞的肿瘤。

嗜铬细胞并不只存在于肾上腺，也存在于人体的自主神经（交感神经和副交感神经），这些地方长出的嗜铬细胞瘤习惯上称为副神经节瘤，在人体内最常见于腹部大血管、重要脏器旁。嗜铬细胞瘤因其独有的特征被称为"90%肿瘤"，它90%长在肾上腺上，90%只单侧发生，90%为良性，90%见于成人。

## 表现为血压"坐上过山车"

嗜铬细胞瘤患者的临床表现可以概括为"变化多端、个体迥异、血压波动、代谢紊乱"。

高血压为嗜铬细胞瘤的主要和特征性表现，因激素异常分泌呈间歇或持续性，血压升高多呈阵发性发作，可突然飙升至（200～300）/（130～180）mmHg。同时，还可伴有心悸、头痛、多汗、脸色苍白等表现，严重者可致急性左心衰竭或心脑血管意外。

其实低血压也是嗜铬细胞瘤的一种临床表现。嗜铬细胞患者也可发生低血压（包括直立性低血压）甚至休克，或高血压和低血压交替出现。

为什么会出现这种情况？目前尚无定论，大概有以下几种原因：长期血管收缩致循环血量不足，激素异常致自主神经紊乱或心律失常，肿瘤出血坏死致儿茶酚胺分泌骤降。

在这种血压波动剧烈、药物难以控制的恶性高血压的长期作用下可以导致儿茶酚胺性心脏病，出现心肌损害，甚至心力衰竭等。高浓度的肾上腺素还可作用于中枢神经系统，兴奋交感神经，增高基础代谢率，导致发热、消瘦等代谢紊乱表现。此外，人体糖代谢和电解质平衡也会受到不同程度的影响。

## 想要确诊只需验血验尿

通过前文的介绍，想必大家已经了解到高血压可以分为原发性高血压和继发性高血压两大类，其中大部分病因不明的高血压均为原发性高血压，是需要终身服用降压药的。

继发性高血压则没有那么"无辜"，它们背后都隐藏着真正的"元凶"，其中一部分在去除原发病后，血压升高往往可以得到缓解甚至根治。作为继发性高血压的一种，嗜铬细胞瘤只占高血压患者的0.1% ～ 0.6%，那么有哪些方法可以把这部分患者从大量的高血压人群中甄别出来呢？

定性诊断，既然血压升高是由异常分泌的儿茶酚胺造成，那么只需要检测患者的血和尿中儿茶酚胺及其代谢物水平即可。

定位诊断，通过CT、磁共振或是放射性核素[131]I标记间碘苄胍（MIBG）扫描等方法明确"炸弹"嗜铬细胞瘤在人体内的位置，来指导治疗。

**有以下情况的高血压患者需警惕筛查嗜铬细胞瘤**

（1）伴有头痛、心悸、多汗三联征。

（2）多药联合控制不佳的顽固性高血压。

（3）阵发性高血压或血压波动剧烈。

（4）不能解释的低血压。

（5）特发性扩张性心肌病。

（6）有嗜铬细胞瘤家族史。

## 手术微创但是麻醉事大

一旦确诊肾上腺嗜铬细胞瘤,应及时手术治疗切除肿瘤。但在手术前还有一件事必须要做，那就是严格遵医嘱服用 α 受体阻滞剂等术前准备用药，以降低血压、减慢心率、扩大容量，从而保证手术成功。

要想安全的拆除嗜铬细胞瘤这个"人体血压定时炸弹"，必须要有一支专业的"拆弹部队"，成员中除了实施手术的泌尿外科医生外，麻醉医生必不可少，并且尤为重要。

为什么这么说呢？因为手术中不可避免地碰触肿瘤，会导致儿茶酚胺快速释放入血，血压会急剧波动并有急性心衰及肺水肿发生的可能。这时候就需要有经验的麻醉医生进行积极干预，以维持术中的血压稳定，避免"拆弹"过程中的意外情况。

# 第 5 章

## 男性健康的难言之隐

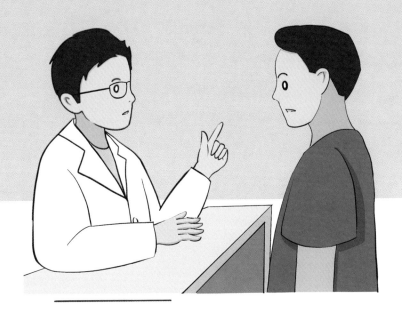

# 21. 从豆腐到黄瓜，重新做回"硬汉"

小崔是一名90后，今年27岁，结婚刚满2年。因为从事的是一名企业销售，需要常年在外出差，工作压力大，生活不规律，平时应酬也多，经常只有周末才能回家。

最近半年来，他和妻子同房时明显感觉"力不从心"，整个过程草草了事。久而久之，他的心理压力越来越大。

现如今，和小崔有着相同困扰的人是越来越多，各大医院的男科门诊中约有20%的患者是30岁以下的年轻男性。

## 患者人数多且年轻化

根据小崔的病情描述，他所说的"硬不起来"在医学上称为男性勃起功能障碍，其准确定义为在过去3个月中男性不能持续获得和维持足够的阴茎勃起，从而无法完成满意的性生活。其实，男性勃起功能障碍是一种相当普遍的疾病，据统计，在我国男性中的总患病率为26%，其中40岁以上人群的患病率超过40%，且还处于不断增长的态势。

勃起功能障碍根据病因的不同可以分为3类，分别是器质性、心理性和混合性。其中，混合性勃起功能障碍所占的比例最多，也就是说器质问题和心理因素同时都有。

首先来说器质性勃起功能障碍，50岁以上的患者中，80%存在器质性病因。其中血管性因素最为常见，一半左右的器质性勃

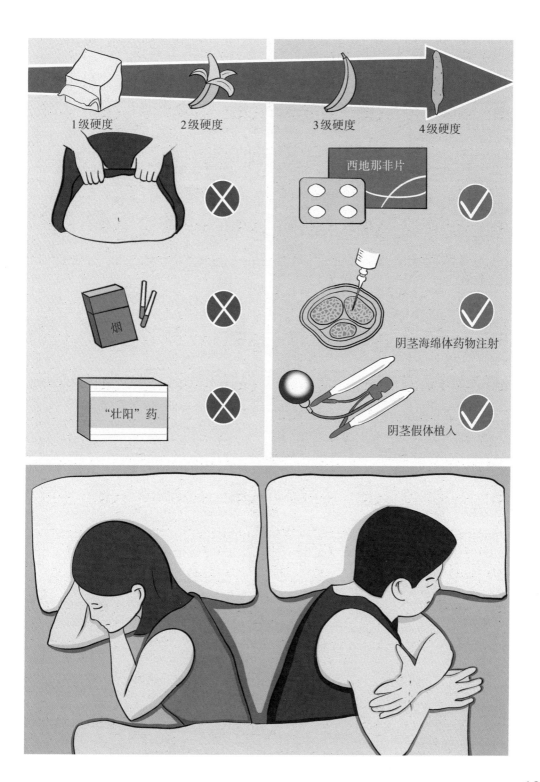

起功能障碍都是由血管性病变导致的。其他器质性病因还包括中枢或外周神经疾病及损伤，导致血睾酮水平降低的内分泌疾病，前列腺癌根治术等手术，骨盆骨折或骑跨伤等外伤，以及阴茎硬结症等。

心理性勃起功能障碍是指性行为时的精神压力所造成的勃起功能障碍。具体而言，主要有夫妻关系不和睦、性知识缺乏、不良性经历、生活或工作压力、对媒体宣传的误读误解所致的紧张、压力、抑郁、焦虑等精神心理因素。

混合性勃起功能障碍是指精神心理因素和器质性病因共同导致的勃起功能障碍，各种疾病及致病因素通过各自不同的或共同的途径导致勃起功能障碍的发生。此外，临床上经常能遇到有些患者由于器质性勃起功能障碍未得到及时治疗，心理压力加重，害怕性生活失败，而使得勃起功能障碍的治疗更加趋向复杂。

### 判断自己是不是"硬汉"

阴茎勃起的硬度可以分为4个等级，级别越低表示硬度越差，例如1级硬度是最差的，而4级硬度是最好的。

**阴茎勃起硬度可分为4个等级**

1级硬度：完全疲软或轻度增大，但不勃起，硬度如豆腐块。

　　2级硬度：虽能勉强勃起，但是不能插入，硬度如剥了皮的香蕉。

　　3级硬度：达到可以插入的硬度但未完全坚挺，属于疾病早期，硬度如带皮的香蕉。

　　4级硬度：完全勃起并坚挺，属于正常，硬度如黄瓜。

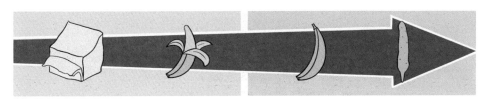

| 1级硬度<br>软似豆腐无能立 | 2级硬度<br>剥皮香蕉难进入 | 3级硬度<br>香蕉带皮仅将就 | 4级硬度<br>黄瓜坚挺猛如虎 |

　　这个方法虽然简单易懂，但由于是自己主观的感觉，结果可能不大准确。国际勃起功能指数问卷调查表（IIEF-5）能更加科学地进行评估（表3）。

表3　国际勃起功能指数问卷调查表（IIEF-5）
（请根据过去6个月内的情况评估）

| 项目/评分标准 | 0分 | 1分 | 2分 | 3分 | 4分 | 5分 |
|---|---|---|---|---|---|---|
| 对阴茎勃起及维持勃起有多少信心 | | 很低 | 低 | 中等 | 高 | 很高 |
| 受到性刺激后，有多少次阴茎能够坚挺地插入阴道 | 无性活动 | 几乎没有或完全没有 | 只有几次 | 有时或大约一半时候 | 大多数时候 | 几乎每次或每次 |
| 性交时，有多少次能在进入阴道后维持阴茎勃起 | 没有尝试性交 | 几乎没有或完全没有 | 只有几次 | 有时或大约一半时候 | 大多数时候 | 几乎每次或每次 |

续　表

| 项目/评分标准 | 0分 | 1分 | 2分 | 3分 | 4分 | 5分 |
|---|---|---|---|---|---|---|
| 性交时，保持勃起至性交完毕有多大的困难 | 没有尝试性交 | 非常困难 | 很困难 | 有困难 | 有点困难 | 不困难 |
| 尝试性交时是否感到满足 | 没有尝试性交 | 几乎没有或完全没有 | 只有几次 | 有时或大约一半时候 | 大多数时候 | 几乎每次或每次 |

需要注意的是，以上问题一般适用于近6个月性生活较积极的男性填写，性生活不积极的男性可以回答过去性生活活跃时的情况（6个月或更长）。调查表中的每个问题都有6个答案，在空格中填入最符合自己情况的相应得分，将每个问题的得分相加计算出勃起功能评分。其中最高分为25分，高于或等于22分为正常，17～21分为轻度，12～16分为中轻度，8～11分为中度，≤7分为重度。

### 男性健康的晴雨表

很多男性认为，勃起功能障碍仅仅是一个关乎"性"的问题。但其实，勃起功能障碍的发生还是身体许多疾病的早期预警信号。阴茎海绵体的血管是全身最细的血管之一，一旦它出现了供血不足，也就意味着身体其他部位的血管也存在类似问题。

研究发现，勃起功能障碍是心血管疾病的先期指标。此外，很多出现勃起功能障碍问题的中年男性往往还有血糖异常，甚至是糖尿病。

现在越来越多的男性发现自己年纪轻轻就"硬"不起来，其实这与平时不良的生活习惯有很大关系。像是熬夜刷手机、通宵玩游戏、抽烟又喝酒、饮食不规律、久坐不运动，正是很多年轻人的生活常态。这种情况日积月累，很快体型就开始走样。而肥胖不仅仅是外形的问题，更重要的是肥胖的人容易患上糖尿病、高血压、高脂血症等疾病，这些都是勃起功能障碍的危险因素，所以一定要控制好体重。

再比如说烟草中的烟碱可引起血管收缩，影响末梢微血管的血液循环，久而久之造成向阴茎供血的小动脉硬化，引起微血管阻塞，从而引发勃起功能障碍。

## 治疗从生活习惯开始

年轻男性的勃起功能一般都非常好，随着年龄增长慢慢下降是一种自然现象。年轻人如果出现勃起功能下降的表现，首先要做的是矫正生活中的危险因素，如戒烟戒酒和加强锻炼。其次是调整心理状态，要规律性生活半年才能评价到底"行不行"，千万不要以一次成败论英雄而丧失信心。如果有相关原发疾病的应加强原发病的治疗。

在做好以上这些基础治疗的基础上，男性勃起功能障碍的治疗可以分为一线、二线和三线治疗。

一线治疗是以磷酸二酯酶5（PDE5）抑制剂为代表的口服药物治疗，它们是通过抑制血管平滑肌上的PDE5，从而起到扩张血管的作用。最有名的就是药片呈蓝色的西地那非，由于它作用一般为4小时左右，因此是按需服用，需要时提前1小时吃1颗，然后去完成1次。还有一种药片呈黄色的他达拉非，它的起效时间约为30分,持续时间可以长达36小时,并且正常进食和适度饮酒对药效没有影响,有研究证实长期小剂量服用同样安全,还可以令性生活更自然,显著减轻时间压力。听到这里也许有人会问,服了药以后阴茎会一直硬着吗?其实这个无须担心,药效必须是在一定的性刺激下才能起作用,并不是说服用后静悄悄地等待就可以有效果的。

如果口服药物效果仍然不理想的话,还有二线的真空负压勃起装置、阴茎海绵体内药物注射、经尿道药物治疗等方法,以及三线的阴茎假体植入术、动脉血管重建及静脉结扎等血管手术。最后一定要说明的是,如果怀疑自己有勃起功能障碍,切不可随意进补,乱食所谓的"壮阳"药物,有时候可能适得其反;一定要去正规医院的泌尿外科或男科就诊治疗。

# 22. 春宵一刻值千金，如何让爱更持久

在泌尿外科或是男科的门诊，会遇到不少有早泄症状的患者。其中不少人都曾吃过各种"壮阳药"，甚至有些人还尝试过网上流行的牙膏清洗龟头的方法，却并没有什么改善，因此要求进行全面的检查。

对于这类患者，我都会详细地询问他们的病史情况，并进行专科体格检查，因为其中不乏很多男性对早泄的概念并不清楚。

如果仅仅是和伴侣第一次亲密接触时"缴械"较快的话，其实根本谈不上早泄。还有部分男性会把早泄与勃起功能障碍混为一谈，碍于面子又不愿到正规医院就诊，导致了治疗方向和策略上的错误。

## 切忌单以时长论英雄

究竟什么样的情况才算是早泄呢？早泄的确切定义目前尚存在争议，2007年国际性医学学会第一次采用循证医学证据来定义早泄，认为早泄是一种性功能障碍。

 **早泄的3个特征**

（1）几乎或总是在插入阴道1分钟左右即射精。

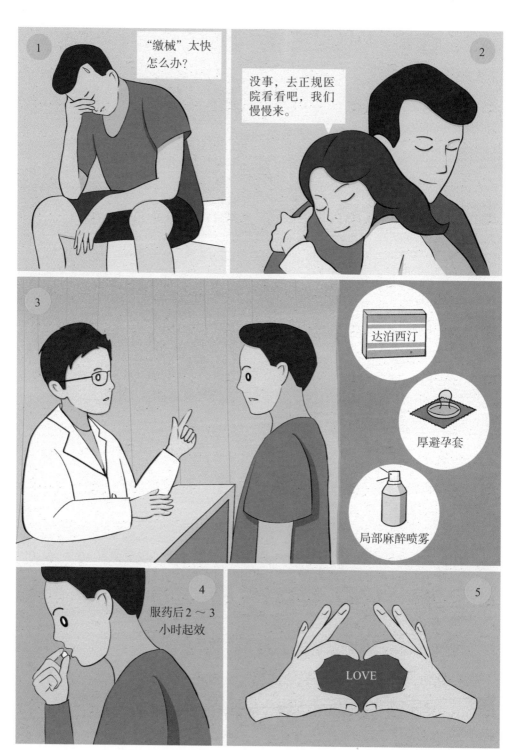

（2）没有延长或控制射精的能力。

（3）由此产生消极的后果，例如烦恼、痛苦、沮丧和（或）
逃避性接触等。

由此可见，判断是否早泄不能单以时间为准，对于患者控制射精的能力和对精神状态的影响也有明确的定义。一般来说，大多数男性如果不加控制，都会在3～5分钟内射精。

有些男性虽然从实质性爱开始到"缴械"可能也就两三分钟的时间，但他和伴侣都能获得满足，自己没有苦恼、忧虑等情绪，这种情况就不能算是早泄。因此，作为男性，不能单纯以时间长短论英雄，关键是对方有没有得到满足，不要给自己白白扣上一顶早泄的"帽子"。

研究显示，早泄的发病率约为30%。对于确实因射精过快而严重影响性生活质量的这部分人群，需要引起重视并及早治疗。

## 病因多为混合性因素

目前认为早泄往往是混合性因素所导致的，常常错综复杂，而且各种因素之间可能存在互为因果的关系。

传统观点认为，早泄的原因大都是心理性的，如因不正当的性意识或性行为遭受的心理创伤，产生自卑感、不安感，缺乏对性生活的自信等。对于刚开始有性生活的男性来说，射精较快是很常见的问题，新手往往没经验、没技术、没耐心，容易发挥不稳定。而有勃起功能障碍的患者，许多都对性生活有着较大的精神压力，这也会进一步增加早泄的发生率。

很多年轻人非常关心手淫是否会导致早泄，其实手淫本身并不会直接引起早泄。90%以上的男性都曾有过手淫史，有时候怕被周围人发现，总想尽快结束，于是养成了匆忙射精的习惯，确实与日后早泄有一定的关联。

除了精神心理性异常，有些人可能还存在着其他器质性原因，如龟头过于敏感或感觉神经兴奋性增高，以至于射精功能调节障碍而导致早泄。此外，外生殖器或附属性腺的慢性炎症如包皮龟头炎、前列腺炎等也可能会影响射精时间。

如果怀疑自己得了早泄，不要胡乱吃药，更不要在网络上寻找什么偏方，尽快到医院与专科医生进行沟通并进行相应的检查。在就诊之前，可以先根据中国早泄患者性功能评价表（CIPE-5）更加客观地了解自身的情况是否是早泄，如果是的话严重不严重（表4）。

表4　中国早泄患者性功能评价表（CIPE-5）

| 项目/评分标准 | 0分 | 1分 | 2分 | 3分 | 4分 |
|---|---|---|---|---|---|
| 性交时对延迟射精有多大困难 | 不困难 | 有些困难 | 中度困难 | 很困难 | 极其困难 |
| 性交时有多少次在想射精之前就已射精 | 几乎没有（0%） | 少数时候（25%） | 有时候（50%） | 大多数时候（75%） | 几乎总是（100%） |
| 是否受到很小的性刺激就会射精 | 几乎没有（0%） | 少数时候（25%） | 有时候（50%） | 大多数时候（75%） | 几乎总是（100%） |
| 是否对自己想射精前就已射精的状况感到失望 | 不失望 | 有些失望 | 中度失望 | 很失望 | 极其失望 |
| 是否担忧您的射精时间会让性伴侣感到不满足 | 不担忧 | 有些担忧 | 中度担忧 | 很担忧 | 极其担忧 |

调查表中的每个问题都有 5 个答案，在空格中填入最符合自己情况的相应得分，将每个问题的得分相加计算出早泄程度评分。其中高于 18 分为正常，14 ～ 17 分为轻度，10 ～ 13 分为中度，5 ～ 9 分为重度。

## 综合治疗先要有信心

在门诊遇到的来看早泄的患者，很多都会觉得难为情，询问病情时也支支吾吾表达不清楚。这反倒不利于医生准确地判断出早泄的原因是什么，从而无法给出恰当有效的治疗方案。

 **早泄患者就医时要注意**

（1）不要不好意思，早泄是一种常见疾病，功能障碍可以发生在任何器官。

（2）回答医生的问题尽可能详细，包括是否结婚，与伴侣的关系，性生活频率等相关个人情况也要说明清楚。

（3）如果之前接受过治疗的话，具体的措施、用药等也需要告知医生。

早泄不是什么不治之症，很多有效的治疗理念和药物正越来越多地被运用于临床，首先要对战胜早泄有充足的信心！在此基础上采用综合治疗的方法，是可以取得比较满意的治疗效果的。

对于性生活的新手来说，最主要的就是要有信心，随着与伴侣相处时间长了，配合默契了，射精较快的状况自然会得到改善。在心理和行为治疗上，首先应避免焦虑、激动和紧张等情绪；前戏要做充分，使女性先进入兴奋期；可以通过使用比较厚的避孕套，以减轻龟头的敏感性；在出现射精感觉时，主动分散注意力，将有助于延缓射精；伴侣也要多谅解和安慰，帮助男性克服不良心理，而责难往往只会事与愿违。

在控制或消除早泄的风险因素基础上，再配合一定的药物治疗措施。最简单的方式是使用局部麻醉喷剂，它的作用就是通过利多卡因、布比卡因等喷剂让包皮龟头局部黏膜和皮肤敏感度降低。但局部麻醉喷剂很容易因剂量使用不当而造成局部麻木甚至是勃起困难，因此并不适合大部分患者。

近年来，口服药物的应用正越来越广泛，其中最常用的药物为达泊西汀，它是短效的选择性5-羟色胺再摄取抑制剂，通过抑制中枢神经系统中神经元对5-羟色胺的再摄取，进而起到抑制射精信号传导的作用。达泊西汀在服用后2～3小时开始起效，作用时间可维持1天，治疗早泄的总体有效率可以达到约70%。此外，中医中药在早泄的治疗中也发挥着重要的作用，但请务必找正规的中医医院就诊，在医生的指导下辨证地选用中药治疗。

# 23. 男科急症的惊魂夜

情人节的夜晚，泌尿外科的急诊量往往会攀升至一个小高峰，常常需要接诊处理各种因意外受伤的患者。

还记得有一年情人节值班，晚上12点一阵"滴铃铃……"的电话声响起，我就知道急诊来患者了。一路小跑到外科急诊室里，就看到一位捂着下体、表情痛苦的男士早已等在那里，陪同的还有一位满脸焦急并且略带害羞的女士。

男的剧痛难忍，女的欲言又止，在我询问下，他们才吞吞吐吐地说出实情：原来他们是异地恋情侣，久别重逢让他们在缠绵时的动作略微粗暴了点，结果这位男士突然感觉到下体一阵剧痛，便有鲜血涌出来。随后我给这位男士做了仔细查体，发现他的阴茎系带断裂了。

## 男性外生殖器官容易发生的意外

除了阴茎系带断裂，还有哪些男性常见的意外发生呢？下面就给大家介绍一下性生活过程中男性外生殖器官可能遇到的急症，以及突发情况下的现场应对策略，避免赔了夫人又折"兵"。

历经种种"成长的烦恼"，好不容易发育成熟的男性阴茎在性生活中难免会遇到一些突发情况，而造成意外伤害的原因主要有两种："玩得太忘情"和"玩得太过火"。

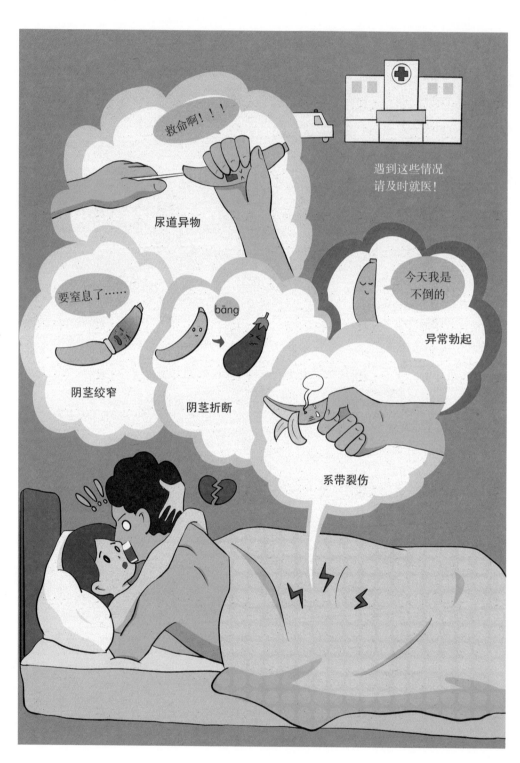

## "枪带断裂"——系带裂伤

如果把男性阴茎比作步枪的话，那么步枪有枪带，阴茎也有系带。在阴茎下面正中有着一条连接龟头与包皮的小皮肤皱襞，医学上称为包皮系带。它和冠状缘一起构成男性的重要性敏感区之一。但同时它也是十分脆弱的，常因爱到最亲密时用力过大、用力不当而发生断裂。又因其内有丰富的血管，所以案发现场可能会比较血腥。

此时切莫惊慌失措，应当立即简单压迫止血，至医院进行后续消毒和包扎。大多数轻微的系带撕裂，不必为恢复原状而缝合；若损伤严重或出血不止者，则需要接受手术缝合。事后切记停止性生活和手淫 1 周以上，以免创口再裂，避免"血案"再次发生。

## "枪管断裂"——阴茎折断

如果在爱到最亲密时，突感下体疼痛难忍，或是听到"bāng"的一声；再看阴茎体明显肿胀，皮下出现青紫瘀斑；那么这有可能是发生了阴茎挫伤，甚至是更严重的阴茎折断了。阴茎挫伤多为皮肤挫伤，对于渗血轻微者，可以现场先予冷敷，并至医院进一步处理。

阴茎折断则是指在勃起状态下，因外在暴力造成白膜及海绵体的破裂。这就好比是阴茎"骨折"了，但其实折断的是白膜包裹下的阴茎海绵体。

阴茎海绵体实为大量血管窦，最外层为厚约 2 毫米的坚韧白膜组织；勃起时血管窦充血而内压增加，白膜变薄为原来的1/8，仅为0.2 ～ 0.25毫米，极易发生破裂。

如果阴茎变成了紫茄子般肿胀，切莫因害羞而不愿就医，请立刻前往医院。通过早期手术以清除血肿、缝合伤口，有利于功能的恢复。

## "枪管缠绕"——阴茎绞窄

为了给浪漫的情人节夜再增加些许情趣，有些男士会用上各种各样的花式"手段"，而如若应用不当，它们可以造成意想不到的伤害。

阴茎绞窄常发生于套扎环状异物后无法取下，被捆扎的阴茎远端因血液回流受阻而出现肿胀；若处理不及时会进一步压迫动脉、加重缺血，造成组织坏死。此类环状物品可谓五花八门，有钥匙环、戒指、扳手、钢管、玻璃或塑料瓶等。

如若不幸中招，务必第一时间赶往医院，尽早去除套扎嵌顿异物，恢复阴茎海绵体血流，避免继发损伤。而医生取下环状异物的方法也是不一而足，用到的工具更是五花八门，除了切开放血外，还有破拆钳、牙科磨钻等。如若暴力拆解难度较大，还可以用绳子一圈圈缠绕阴茎体部并穿过环状异物，再反向借助绳子的巧劲而解套。

## "枪管堵塞"——尿道异物

有些男士出于猎奇、刺激和新鲜感，会尝试把奇奇怪怪的东西塞进尿道，寻求"飞"一般的感觉；在此过程中往往一低头，惊奇地发现外面的线头怎么不见了!

当不幸手滑而无法自行取出异物,应尽早前往医院取出,切不可因暂时不影响排尿而拖延就诊。异物的长期滞留可引起局部及全身感染、脓肿形成、尿道狭窄、泌尿生殖系统及周围脏器损伤等。

## "枪栓失灵" ——异常勃起

在情人节的浪漫之夜有些男士往往会滥用一些药品、酒精来增加勃起硬度和时间,可若是阴茎持续勃起时间超过4个小时,射精后仍未能疲软,那么这就属于阴茎异常勃起了。

如果发生这种情况请及时到医院就诊,千万不要自行尝试像针灸、电击、冰敷、泡澡、蒸桑拿等怪招、偏招而延误治疗。因为异常勃起的时间越长,处理不及时的话有可能使阴茎海绵体血管栓塞和纤维化,后续就越有可能出现勃起功能障碍的后遗症。

# 24. "小蝌蚪"游不动，是谁惹的祸

不知道你有没有看到过这样的新闻？国内多个精子库面临精子质量逐年下降的危机：虽然捐精人数逐年上涨，但合格率却逐年下降。虽然这些人的精子质量大多不影响自然生育，但达不到国家规定的供精标准。捐精者中20多岁的大学生占了将近一半，即便是这个最佳年龄段，精子的质量也堪忧。

数据显示，以捐精"主力军"的大学生人群为例，他们的精子质量合格率十年间从46%下降至18%，降幅达到60%。也就是说，4个捐精者中就有3个不合格。

"小蝌蚪"游不动，到底是谁惹的祸呢？

## 越来越松的弱精症标准

生育是个复杂的问题，精子要想和卵子结合，从它出发到与卵子相遇的过程，对于长度按微米计算的精子来说，无异于一场马拉松比赛。最终，只有最强壮的一个才能从成万上亿的精子中脱颖而出，与卵子结合而赢得生育的权利。

值得一提的是，在游动的时候，精子是以"螺旋式向前推进"的方式前进的，并非大家所以为的"蝌蚪式游泳法"。而这其中目标明确、快速直线地向终点奔去的，可以将其归为a级精子，这是精子中的佼佼者；还有一类也向前跑，但速度稍慢的，可以将其归为b级精子；第三类不沿直线向前跑，甚至是原地打转，可

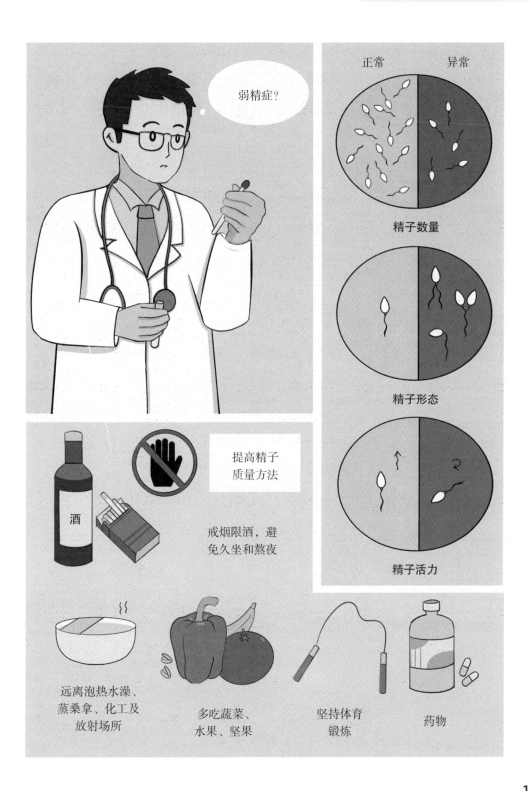

正常　　异常

精子数量

精子形态

精子活力

弱精症?

提高精子
质量方法

酒

戒烟限酒，避
免久坐和熬夜

远离泡热水澡、
蒸桑拿、化工及
放射场所

多吃蔬菜、
水果、坚果

坚持体育
锻炼

药物

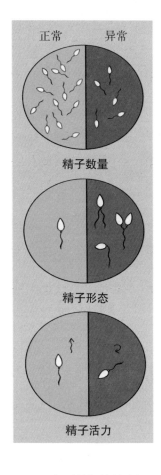

正常　　异常

精子数量

精子形态

精子活力

以将其归为c级精子；第四类一出来就不活动了，直接放弃比赛，可以将其归为d级精子。

世界卫生组织基于此制订了弱精症的诊断标准，就是前向运动的精子百分比低于50%（a级+b级＜50%），或a级精子＜25%。后来发现男性的整体精子质量越来越差，能达到50%的人越来越少了，而低于这个标准的部分男性也能使女方成功受孕。因此，世界卫生组织更新了弱精症诊断标准，将原来的50%下调到32%，即前向运动的精子百分比低于32%（a级+b级＜32%）才被诊断为弱精症。也许你会问这个标准以后还会不会再降低？参考当前的男性精子质量变化趋势，还真的有可能。

需要说明的是，仅仅依据一次的精子治疗检查结果并不能诊断弱精症，需要重复2～3次都提示精子活力降低才能做出诊断。而且想要获得准确的精子质量结果，被检查者需要提前禁欲，时间不能太短也不能太长，建议检查前3～5天不排精（包括射精和遗精），时间过短会影响精子的浓度，时间过长则精子老化，活力自然就弱了。

## 精子活力差的危险因素

由于男性的精子活力受到诸多因素的影响，因此弱精症的病因也多种多样。那么常见的原因都有哪些呢？

首先，患有泌尿生殖系统疾病，克氏综合征是男性不育中最常见的染色体异常，该病患者的染色体为XXY，比正常男性多了1条X性染色体，可以导致先天性睾丸发育不全。还有就是重度的精索静脉曲张，可以造成继发性睾丸生精障碍。严重的细菌性前列腺炎、附睾炎、精囊炎等附属性腺炎症，则是通过改变精液的正常成分而影响精子活力。

其次，内分泌异常也可以影响精子的发育好坏和活力强弱。卡尔曼综合征引起的促性腺激素释放激素（GnRH）缺乏，垂体功能障碍导致的选择性黄体生成素（LH）缺乏和促卵泡素（FSH）缺乏，垂体泌乳素瘤造成的高泌乳素（PRL）血症等，均可导致精子生成减少。长期糖尿病会损伤睾丸血管和生精细胞，严重甲亢或甲减也可能会影响精子生成而导致弱精症的发生。此外，肥胖会引起人体内分泌的紊乱，雌激素水平异常升高，不仅抑制性欲，影响性功能，也影响精子活力。

再次，一些特殊行业的就业人员，像接触辐射（电焊、雷达、电磁等）、化工试剂（油漆、染料、农药、重金属等）的这些职业，环境暴露因素对男性生育功能影响较大，严重者可能造成不可逆的精子损伤。

还有一些化疗药物、皮肤病药物、部分激素类药物和部分抗抑郁药等可直接或间接影响精子生成。停药后精子质量恢复情况取决于所用药物、使用时间等因素。因此，建议有生育要求的男性在备孕期间最好少用或不用此类药物。

最后，很多不健康的生活习惯正在不断影响着男性群体的整体精子质量。吸烟、酗酒、久坐、熬夜、喜欢泡桑拿等都会造成精子活力不强。有人会问前面几个都能理解，为什么桑拿不能泡？因为睾丸喜欢相对低温的环境，如果经常让其待在高热环境中，它的生精功能会受到一定影响。所以要想生个健康宝宝，就一定要下决心改掉这些不良生活习惯。

### 治疗效果3个月再进行评估

弱精症患者并非不能生育而是成功的概率比正常者要低一些，那么很多人都询问能不能通过吃药"生精"，提高精子的活力，进而达到自然怀孕的目的。

首先，养成良好的生活习惯是提高精子治疗的基础。男性在备孕期间最好戒烟限酒、少喝碳酸饮料，尽可能避免久坐和熬夜，远离泡热水澡、蒸桑拿、化工及放射等场所。饮食上建议摄入足量优质蛋白，多吃新鲜蔬菜、水果，适量食用一些坚果。每天如果再能运动半小时至1小时那就更好了，长期的体育锻炼可以促进雄激素的分泌，有助于精子的活力。

其次，可以应用改善睾丸生精功能的药物，包括生精片等中成药、微量元素锌和硒、维生素E、左卡尼汀等。联合用药一般多是互补，但不是数量越多越好，这其中有些药物的作用原理类似，用药前应咨询专科医生，避免同类型药物重复使用。

对于存在泌尿生殖系统炎症或者内分泌异常等原发疾病的患者，应积极治疗原发病以从根本上消除导致精子质量不高的原因。先天性的睾丸发育不良中，卡尔曼综合征可以通过注射相关性激素来治疗，近年来更推荐使用微量注射泵治疗以模拟人体正常的分泌周期。而克氏综合征由于是染色体异常，药物治疗几乎无效，但还可以通过显微取精手术结合试管婴儿技术，帮助患者完成要孩子的梦想。

　　很多患者求子心切，刚治疗一两周就急着复查精子质量，发现改善不明显，又频繁更换治疗方案或是寻求各种偏方。其实，对于弱精症的治疗来说，3 个月为一个治疗周期。这是因为精子由发生到成熟的自然周期大约为 3 个月，因此评估治疗效果的最佳时期亦为 3 个月。一般来说，治疗 1 ～ 2 个周期后就可以看到精子质量的改善，如果精子活力没有明显提高，可以调整治疗方案，或是寻求辅助生殖技术。

# 25. 应及早就医除患的睾丸肿瘤

半年前，刚过30岁的刘先生在洗澡擦沐浴露时无意摸到了自己右侧的睾丸有个小硬结，质地较硬，用手触摸没有明显痛感，当时也就没有特别在意。近半个月来，右侧的睾丸增大越来越明显，导致走路、运动时有明显坠胀感和腹股沟区的疼痛，他这才决定到医院好好查一查。

经过专科查体、抽血化验和影像扫描等一系列检查后，刘先生被诊断为右侧睾丸肿瘤。很快，他在全麻下接受了右侧睾丸探查和睾丸根治性切除手术，术后病理结果证实了刘先生所患的就是睾丸精原细胞瘤，属于睾丸恶性肿瘤的一种。

为什么这么年轻就得睾丸癌了？一侧睾丸切除会影响性功能和生孩子吗？有什么方法能够及早发现睾丸癌吗？

## 睾丸无痛性肿大要小心

男人的睾丸突然变大，是功能增强了？还是二次发育了？

在这里，我可能要给大家泼冷水了，"蛋蛋"变大必有蹊跷，可能是疾病"找上门"了。成年男性大部分情况下是由于疝气、鞘膜积液、附睾炎等良性疾病所导致。

还有一种可能，那就是睾丸长肿瘤了。作为"专属于"男性的恶性肿瘤，睾丸癌约占所有恶性肿瘤的1%。随着青春期的开始，睾丸癌的发病率逐渐上升，它是20～35岁生育高峰期男性

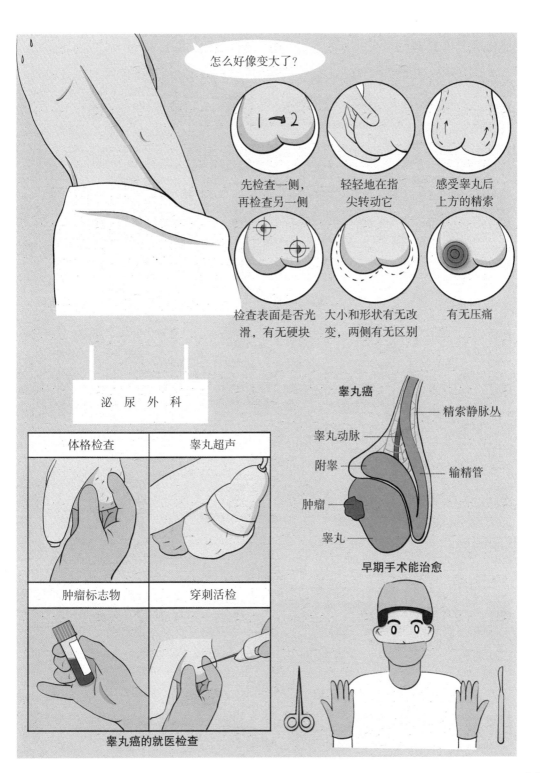

怎么好像变大了？

先检查一侧，
再检查另一侧

轻轻地在指
尖转动它

感受睾丸后
上方的精索

检查表面是否光
滑，有无硬块

大小和形状有无改
变，两侧有无区别

有无压痛

泌 尿 外 科

| 体格检查 | 睾丸超声 |
|---|---|
| 肿瘤标志物 | 穿刺活检 |

睾丸癌的就医检查

**睾丸癌**

精索静脉丛

睾丸动脉

附睾

输精管

肿瘤

睾丸

早期手术能治愈

149

最普遍的癌症。

与其他恶性肿瘤一样，导致睾丸癌的因素非常复杂，其中隐睾和异位睾丸是关键的致病因素，隐睾者发生睾丸癌的风险是正常人群的20～40倍。其他危险因素还包括性染色体异常导致的克氏综合征、家族（尤其父亲或兄弟）患过睾丸癌史、个人对侧睾丸癌史、睾丸外伤史等。因此，在怀疑睾丸癌的患者就诊时，记得向医生提供这些有用的健康史信息。

### 自摸"蛋蛋"能够早期发现

睾丸癌的典型症状是睾丸无痛性的肿大，伴有阴囊或腹股沟区的胀坠不适，摸起来的手感像石块状，且肿大的外形也并不匀称。有别于大多数脏器位于人体深部，睾丸位于阴囊内，容易触摸，因此睾丸癌的早期发现不是没有可能的。学会睾丸自我检查，可以早期发现病变，提升治愈率。

 **出现下列情况时请自我检查睾丸**

（1）阴囊骤然肿大。

（2）阴囊有坠胀、钝痛或不适感。

（3）下腹部或腹股沟隐隐作痛。

（4）腹股沟部位发现肿块并持续增大。

　　我国成年男性的睾丸长约 4 ～ 5 厘米，宽约 3 厘米，比鸽子蛋略大，呈微扁椭圆体，表面光滑，饱满但不坚硬。正常男性的两个蛋蛋本来就略有高低、大小有别，不过普通人很难通过"自摸"发现这种差别。如果自己能摸出不同，往往意味着可能有问题，记得去正规医院找泌尿外科或男科医生再进行专业的查体。

　　当然，睾丸自我检查的时机很重要，手法也有讲究。时机最好是在洗澡后，此时的阴囊皮肤放松，更易检查，也更准确。自检时应采取站立位，使阴囊自然下垂，先用手掌托起阴囊，感受它的大小和重量。再用双手轻轻捏住睾丸，拇指在上，示指和中指在下，轻轻转动睾丸以检查其表面是否光滑，有无硬块和压痛，并注意两侧睾丸有无区别。

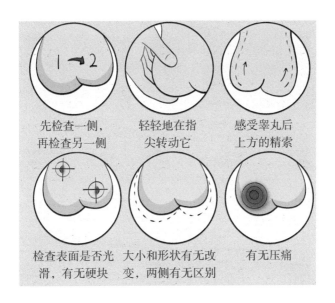

除自检外，还可以做一个简单的阴囊超声检查，它可以鉴别睾丸癌和感染等其他疾病。此外，约 85% 的睾丸癌患者会出现一种或者多种血肿瘤标志物的升高，包括甲胎蛋白（AFP）、绒毛膜

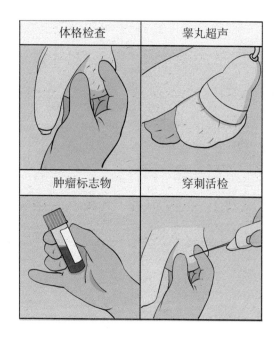

| 体格检查 | 睾丸超声 |
| 肿瘤标志物 | 穿刺活检 |

促性腺激素（hCG）和乳酸脱氢酶（LDH）。它们除了可以帮助诊断外，还可用于监测治疗效果和判断是否复发。

### 早期切除治愈率高

睾丸癌一般经过睾丸专科查体、血清肿瘤标志物检测以及超声检查就可以初步诊断。在此基础上，医生还会给患者申请一个腹部盆腔的增强CT检查来判断肿瘤细胞是否扩散到睾丸以外的部位。如果肿瘤局限于睾丸内为一期；肿瘤转移到腹膜后的淋巴结则为二期；如果出现了纵隔或者锁骨上淋巴结转移，甚至是远处脏器的转移则为三期。

睾丸癌作为许多可以治愈的肿瘤之一，若能在发生淋巴转移前，也就是在一期时及早发现和治疗，则治愈率超过90%，且可保留对侧睾丸而不影响性功能和生育能力。如果发现不及时，肿瘤则会侵袭另一侧睾丸，并转移到腹膜后淋巴结甚至是远处脏器，那就不单单是两侧睾丸不保，很可能连命都保不住了。

决定患者生存时间的除了发现早晚之外，还有一个影响因素就是睾丸肿瘤的病理类型。绝大部分睾丸癌为生殖细胞肿瘤，又可分为精原细胞瘤和非精原细胞瘤。精原细胞瘤最为常见、生长缓慢，而非精原细胞瘤如恶性畸胎瘤、胚胎性癌和绒毛膜癌等少见，但恶性程度高、易发生转移。想要搞清楚睾丸癌的准确病理类型，就必须行睾丸切除手术。为了达到根治肿瘤的目的，有时还需要配合施行腹膜后淋巴结清除术，以及后续的放化疗等治疗。

虽然男性拥有单个睾丸就能够维持正常的生育能力，但如果在手术后需要进行化疗或放疗，那么，他的精子数量可能会暂时甚至永久减少。如果还有生育需求者，建议在放化疗之前将精子储存在人类精子库中。